ÇİN YEMEK KİTABI 2022

AİLENİZİ ŞAŞIRTACAK LEZZETLİ ASYA TARİFLERİ

HASAN WUNG

İçindekiler

3

5

giriiş

Yemek yapmayı seven herkes, yeni yemekler ve yeni tat duyumları denemeyi sever. Çin mutfağı son yıllarda oldukça popüler hale geldi çünkü tadını çıkarmak için farklı lezzetler sunuyor. Çoğu yemek sobanın üstünde pişirilir ve birçoğu çabucak hazırlanır ve pişirilir, bu nedenle az zaman olduğunda iştah açıcı ve çekici bir yemek yaratmak isteyen meşgul aşçılar için idealdir. Çin yemeklerinden gerçekten hoşlanıyorsanız, muhtemelen zaten bir wok'unuz olacak ve bu, kitaptaki yemeklerin çoğunu pişirmek için mükemmel bir gereç. Bu pişirme tarzının size göre olduğuna henüz ikna olmadıysanız, tarifleri denemek için iyi bir kızartma tavası veya tencere kullanın. Hazırlamanın ne kadar kolay ve ne kadar lezzetli olduğunu anladığınızda, mutfağınız için bir wok'a yatırım yapmak isteyeceksiniz.

Baharatlı Kızarmış Domuz Eti

4 kişilik

450 g/1 lb domuz eti, doğranmış

tuz ve biber

30 ml/2 yemek kaşığı soya sosu

30 ml/2 yemek kaşığı hoisin sosu

45 ml/3 yemek kaşığı yer fıstığı (fıstık) yağı

120 ml/4 fl oz/½ fincan pirinç şarabı veya kuru şeri

300 ml/½ pt/1¼ su bardağı tavuk suyu

5 ml/1 çay kaşığı beş baharat tozu

6 taze soğan (yeşil soğan), doğranmış

225 g/8 oz istiridye mantarı, dilimlenmiş

15 ml/1 yemek kaşığı mısır unu (mısır nişastası)

Eti tuz ve karabiberle tatlandırın. Bir tabağa koyun ve soya sosu ve hoisin sosunu karıştırın. Üzerini örtüp 1 saat marine olmaya bırakın. Yağı ısıtın ve eti altın kahverengi olana kadar kızartın. Şarap veya şeri, et suyu ve beş baharat tozu ekleyin, kaynatın, örtün ve 1 saat pişirin. Taze soğanları ve mantarları ekleyin, kapağı çıkarın ve 4 dakika daha pişirin. Mısır ununu biraz suyla karıştırın, tekrar kaynatın ve sos koyulaşana kadar 3 dakika karıştırarak pişirin.

Buğulanmış Domuz Çörekleri

12 yapar

30 ml/2 yemek kaşığı hoisin sosu

15 ml/1 yemek kaşığı istiridye sosu

15 ml/1 yemek kaşığı soya sosu

2.5 ml/½ çay kaşığı susam yağı

30 ml/2 yemek kaşığı yerfıstığı (fıstık) yağı

10 ml/2 çay kaşığı rendelenmiş zencefil kökü

1 diş sarımsak, ezilmiş

300 ml/½ pt/1¼ su bardağı su

15 ml/1 yemek kaşığı mısır unu (mısır nişastası)

225 g/8 oz pişmiş domuz eti, ince doğranmış

4 adet taze soğan (yeşil soğan), ince doğranmış

350 g/12 oz/3 su bardağı sade (çok amaçlı) un

15 ml/1 yemek kaşığı kabartma tozu

2.5 ml/½ çay kaşığı tuz

50 gr/2 oz/½ su bardağı domuz yağı

5 ml/1 çay kaşığı şarap sirkesi

12 x 13 cm/5 yağlı kağıt karelerde

Kuru üzüm, istiridye ve soya sosları ile susam yağını karıştırın. Yağı ısıtın ve zencefil ve sarımsağı hafifçe kızarana kadar kızartın. Sos karışımını ekleyin ve 2 dakika kızartın. 120 ml/4 fl oz/½ su bardağı su ile mısır ununu karıştırın ve tavaya karıştırın. Kaynatın, karıştırın, ardından karışım kalınlaşana kadar pişirin. Domuz eti ve soğanları karıştırın ve soğumaya bırakın.

Un, kabartma tozu ve tuzu karıştırın. Karışım ince ekmek kırıntılarına benzeyene kadar domuz yağıyla ovalayın. Şarap sirkesini ve kalan suyu karıştırın, ardından sert bir hamur elde etmek için una karıştırın. Unlu bir yüzeyde hafifçe yoğurun, ardından örtün ve 20 dakika bekletin.

Hamuru tekrar yoğurun ve 12'ye bölün ve her birine top şekli verin. Unlanmış bir yüzeyde daireler çizerek 15 cm/6 olacak şekilde açın. Her dairenin ortasına bir kaşık dolusu dolguyu yerleştirin, kenarları suyla fırçalayın ve dolgunun etrafını kapatmak için kenarları sıkıştırın. Her yağlı kağıt karenin bir tarafını yağla fırçalayın. Her çöreği bir kare kağıda, dikiş tarafı aşağı gelecek şekilde yerleştirin. Çörekleri kaynar su üzerinde bir vapur rafına tek bir tabaka halinde yerleştirin. Çörekleri örtün ve pişene kadar yaklaşık 20 dakika buharda pişirin.

Lahana Domuz Eti

4 kişilik

6 adet kurutulmuş Çin mantarı

30 ml/2 yemek kaşığı yerfıstığı (fıstık) yağı

450 g / 1 lb domuz eti, şeritler halinde kesilmiş

2 soğan, dilimlenmiş

2 kırmızı biber, şeritler halinde kesilmiş

350 g/12 oz beyaz lahana, kıyılmış

2 diş sarımsak, doğranmış

2 adet kök zencefil, doğranmış

30 ml/2 yemek kaşığı bal

45 ml/3 yemek kaşığı soya sosu

120 ml/4 fl oz/½ fincan sek beyaz şarap

tuz ve biber

10 ml/2 çay kaşığı mısır unu (mısır nişastası)

15 ml/1 yemek kaşığı su

Mantarları 30 dakika ılık suda bekletin ve süzün. Sapları atın ve kapakları dilimleyin. Yağı ısıtın ve domuz eti hafifçe kızarana kadar kızartın. Sebzeleri, sarımsağı ve zencefili ekleyin ve 1 dakika karıştırarak kızartın. Bal, soya sosu ve şarabı ekleyin, kaynatın, kapağını kapatın ve et pişene kadar 40 dakika pişirin. Tuz ve karabiberle tatlandırın. Mısır unu ve suyu karıştırıp tencereye ilave edin. Sadece kaynatın, sürekli karıştırın, ardından 1 dakika pişirin.

Lahana ve Domatesli Domuz Eti

4 kişilik

30 ml/2 yemek kaşığı yerfıstığı (fıstık) yağı

450 g/1 lb yağsız domuz eti, şeritler halinde kesilmiş

tuz ve taze çekilmiş karabiber

1 diş sarımsak, ezilmiş

1 soğan, ince doğranmış

½ lahana, doğranmış

450 g/1 lb domates, kabuğu soyulmuş ve dörde bölünmüş

250 ml/8 fl oz/1 su bardağı stok

30 ml/2 yemek kaşığı mısır unu (mısır nişastası)

15 ml/1 yemek kaşığı soya sosu

60 ml/4 yemek kaşığı su

Yağı ısıtın ve domuz eti, tuz, karabiber, sarımsak ve soğanı hafifçe kızarana kadar kızartın. Lahana, domates ve et suyunu ilave edin, kaynatın, kapağını kapatın ve lahana yumuşayana kadar 10 dakika pişirin. Mısır unu, soya sosu ve suyu bir macun kıvamına getirin, tavada karıştırın ve sos berraklaşıp koyulaşana kadar karıştırarak pişirin.

Lahana ile marine edilmiş domuz eti

4 kişilik

350 g/12 oz göbek domuz eti

2 taze soğan (yeşil soğan), doğranmış

1 dilim zencefil kökü, kıyılmış

1 çubuk tarçın

3 diş yıldız anason

45 ml/3 yemek kaşığı esmer şeker

600 ml/1 pt/2½ su bardağı su

15 ml/1 yemek kaşığı yerfıstığı (fıstık) yağı

15 ml/1 yemek kaşığı soya sosu

5 ml/1 tatlı kaşığı domates püresi (salça)

5 ml/1 tatlı kaşığı istiridye sosu

100 gr/4 oz Çin lahanası kalpleri

100 gr/4 oz pak choi

Domuz eti 10 cm/4'lük parçalar halinde kesin ve bir kaseye koyun. Taze soğan, zencefil, tarçın, yıldız anason, şeker ve suyu ekleyip 40 dakika bekletin. Yağı ısıtın, domuz eti marine etinden çıkarın ve tavaya ekleyin. Hafifçe kızarana kadar kızartın, ardından soya sosu, domates püresi ve istiridye sosunu ekleyin. Kaynatın ve domuz eti yumuşayana ve sıvı azalıncaya kadar, gerekirse pişirme sırasında biraz daha su ekleyerek yaklaşık 30 dakika pişirin.

Bu arada, lahana kalplerini ve pak choi'yi kaynar su üzerinde yumuşayana kadar yaklaşık 10 dakika buğulayın. Onları ısıtılmış bir servis tabağına koyun, üzerine domuz eti koyun ve sosu üzerine kaşıkla koyun.

Kerevizli domuz eti

4 kişilik

45 ml/3 yemek kaşığı yer fıstığı (fıstık) yağı

1 diş sarımsak, ezilmiş

1 taze soğan (yeşil soğan), doğranmış

1 dilim zencefil kökü, kıyılmış

225 g/8 oz yağsız domuz eti, şeritler halinde kesilmiş

100 gr / 4 oz kereviz, ince dilimlenmiş

45 ml/3 yemek kaşığı soya sosu

15 ml/1 yemek kaşığı pirinç şarabı veya kuru şeri

5 ml/1 çay kaşığı mısır unu (mısır nişastası)

Yağı ısıtın ve sarımsak, taze soğan ve zencefili hafifçe kızarana kadar kızartın. Domuz eti ekleyin ve altın kahverengi olana kadar 10 dakika karıştırın. Kereviz ekleyin ve 3 dakika karıştırarak kızartın. Kalan malzemeleri ekleyip 3 dakika karıştırarak pişirin.

Kestane ve Mantarlı Domuz Eti

4 kişilik

4 adet kurutulmuş Çin mantarı

100 gr/4 oz/1 su bardağı kestane

30 ml/2 yemek kaşığı yerfıstığı (fıstık) yağı

2.5 ml/½ çay kaşığı tuz

450 g/1 lb yağsız domuz eti, küp doğranmış

15 ml/1 yemek kaşığı soya sosu

375 ml/13 fl oz/1½ su bardağı tavuk suyu

100 gr/4 oz su kestanesi, dilimlenmiş

Mantarları 30 dakika ılık suda bekletin ve süzün. Sapları atın ve kapakları ikiye bölün. Kestaneleri kaynar suda 1 dakika haşladıktan sonra süzün. Yağı ve tuzu ısıtın, ardından domuz eti hafifçe kızarana kadar kızartın. Soya sosunu ekleyin ve 1 dakika karıştırarak pişirin. Stoku ekleyin ve kaynatın. Kestaneleri ve su kestanelerini ekleyin, tekrar kaynatın, kapağını kapatın ve etler yumuşayıncaya kadar yaklaşık 1½ saat pişirin.

domuz pirzolası

4 kişilik

100 g/4 oz bambu filizi, şeritler halinde kesilmiş

100 gr/4 oz kestane, ince dilimlenmiş

60 ml/4 yemek kaşığı yerfıstığı (fıstık) yağı

3 taze soğan (yeşil soğan), doğranmış

2 diş sarımsak, ezilmiş

1 dilim zencefil kökü, doğranmış

225 g/8 oz yağsız domuz eti, şeritler halinde kesilmiş

45 ml/3 yemek kaşığı soya sosu

15 ml/1 yemek kaşığı pirinç şarabı veya kuru şeri

5 ml/1 çay kaşığı tuz

5 ml/1 tatlı kaşığı şeker

taze kara biber

15 ml/1 yemek kaşığı mısır unu (mısır nişastası)

Bambu filizlerini ve su kestanelerini kaynar suda 2 dakika haşlayın, ardından süzün ve kurulayın. 45 ml/3 yemek kaşığı yağı ısıtın ve taze soğan, sarımsak ve zencefili hafifçe kızarana kadar kızartın. Domuz eti ekleyin ve 4 dakika karıştırarak kızartın. Tavadan çıkarın.

Kalan yağı ısıtın ve sebzeleri 3 dakika karıştırarak kızartın. Domuz eti, soya sosu, şarap veya şeri, tuz, şeker ve bir tutam biber ekleyin ve 4 dakika karıştırarak kızartın. Mısır ununu biraz suyla karıştırın, tavada karıştırın ve sos berraklaşıp koyulaşana kadar karıştırarak pişirin.

Domuz Chow Mein

4 kişilik

4 adet kurutulmuş Çin mantarı

30 ml/2 yemek kaşığı yerfıstığı (fıstık) yağı

2.5 ml/½ çay kaşığı tuz

4 taze soğan (yeşil soğan), doğranmış

225 g/8 oz yağsız domuz eti, şeritler halinde kesilmiş

15 ml/1 yemek kaşığı soya sosu

5 ml/1 tatlı kaşığı şeker

3 sap kereviz, doğranmış

1 soğan, dilimler halinde kesilmiş

100 gr/4 oz mantar, yarıya

120 ml/4 fl oz/½ su bardağı tavuk suyu

yumuşak kızarmış erişte

Mantarları 30 dakika ılık suda bekletin ve süzün. Sapları atın ve kapakları dilimleyin. Yağı ve tuzu ısıtıp soğanları yumuşayana kadar kavurun. Domuz eti ekleyin ve hafifçe kızarana kadar kızartın. Soya sosu, şeker, kereviz, soğan ve hem taze hem de kuru mantarları karıştırın ve malzemeler iyice karışana kadar yaklaşık 4 dakika karıştırın. Stoku ekleyin ve 3 dakika pişirin. Erişte yarısını tavaya ekleyin ve hafifçe karıştırın, ardından kalan erişteleri ekleyin ve ısınana kadar karıştırın.

Kızarmış Domuz Chow Mein

4 kişilik

100 gr/4 oz fasulye filizi

45 ml/3 yemek kaşığı yer fıstığı (fıstık) yağı

100 gr/4 oz Çin lahanası, rendelenmiş

225 g/8 oz domuz rosto, dilimlenmiş

5 ml/1 çay kaşığı tuz

15 ml/1 yemek kaşığı pirinç şarabı veya kuru şeri

Fasulye filizlerini kaynar suda 4 dakika haşladıktan sonra süzün. Yağı ısıtın ve fasulye filizlerini ve lahanayı yumuşayana kadar kızartın. Domuz eti, tuz ve şeri ekleyin ve ısınana kadar karıştırarak kızartın. Süzülen eriştelerin yarısını tavaya ekleyin ve iyice ısınana kadar hafifçe karıştırın. Kalan erişteleri ekleyin ve ısınana kadar karıştırın.

Hint turşusu ile domuz eti

4 kişilik

5 ml/1 çay kaşığı beş baharat tozu

5 ml/1 çay kaşığı köri tozu

450 g / 1 lb domuz eti, şeritler halinde kesilmiş

30 ml/2 yemek kaşığı yerfıstığı (fıstık) yağı

6 taze soğan (yeşil soğan), şeritler halinde kesilmiş

1 çubuk kereviz, şeritler halinde kesilmiş

100 gr/4 oz fasulye filizi

1 x 200 g/7 oz kavanoz Çin tatlı turşusu, doğranmış

45 ml/3 yemek kaşığı mango turşusu

30 ml/2 yemek kaşığı soya sosu

30 ml/2 yemek kaşığı domates püresi (salça)

150 ml/¼ pt/cömert ½ su bardağı tavuk suyu

10 ml/2 çay kaşığı mısır unu (mısır nişastası)

Baharatları domuz etine iyice sürün. Yağı ısıtın ve eti 8 dakika veya pişene kadar kızartın. Tavadan çıkarın. Sebzeleri tavaya ekleyin ve 5 dakika karıştırarak pişirin. Domuz eti, mısır unu hariç kalan tüm malzemelerle birlikte tavaya geri koyun. Isınana kadar karıştırın. Mısır ununu biraz su ile karıştırın, tavada karıştırın ve sos koyulaşana kadar karıştırarak pişirin.

Salatalıklı Domuz Eti

4 kişilik

225 g/8 oz yağsız domuz eti, şeritler halinde kesilmiş
30 ml/2 yemek kaşığı sade (çok amaçlı) un
tuz ve taze çekilmiş karabiber
60 ml/4 yemek kaşığı yerfıstığı (fıstık) yağı
225 g/8 oz salatalık, soyulmuş ve dilimlenmiş
30 ml/2 yemek kaşığı soya sosu

Domuz etini una bulayıp tuz ve karabiberle tatlandırın. Yağı ısıtın ve domuz eti pişene kadar yaklaşık 5 dakika kızartın. Salatalık ve soya sosunu ekleyin ve 4 dakika daha karıştırın. Baharatını kontrol edip ayarlayın ve kızarmış pilav ile servis yapın.

Çıtır Domuz Kolileri

4 kişilik

4 adet kurutulmuş Çin mantarı

30 ml/2 yemek kaşığı yerfıstığı (fıstık) yağı

225 g/8 oz domuz filetosu, kıyılmış (öğütülmüş)

50 gr/2 oz soyulmuş karides, doğranmış

15 ml/1 yemek kaşığı soya sosu

15 ml/1 yemek kaşığı mısır unu (mısır nişastası)

30 ml/2 yemek kaşığı su

8 adet yaylı rulo sarmalayıcı

100 gr/4 oz/1 su bardağı mısır unu (mısır nişastası)

kızartmak için sıvı yağ

Mantarları 30 dakika ılık suda bekletin ve süzün. Sapları atın ve kapakları ince doğrayın. Yağı ısıtın ve mantarları, domuz eti, karidesleri ve soya sosunu 2 dakika kızartın. Mısır unu ve suyu bir macun haline getirin ve dolguyu yapmak için karışıma karıştırın.

Sargıları şeritler halinde kesin, her birinin ucuna biraz iç harcı koyun ve biraz un ve su karışımıyla kapatarak üçgenler halinde yuvarlayın. Mısır unu ile cömertçe toz. Yağı ısıtın ve üçgenleri

gevrek ve altın rengi kahverengi olana kadar kızartın. Servis
yapmadan önce iyice süzün.

Domuz Yumurta Rolls

4 kişilik

225 g/8 oz yağsız domuz eti, kıyılmış

1 dilim zencefil kökü, kıyılmış

1 taze soğan, doğranmış

15 ml/1 yemek kaşığı soya sosu

15 ml/1 yemek kaşığı su

12 yumurta rulo derileri

1 yumurta, çırpılmış

kızartmak için sıvı yağ

Domuz eti, zencefil, soğan, soya sosu ve suyu karıştırın. Her bir
kabuğun ortasına iç harcından biraz koyun ve kenarlarına
çırpılmış yumurta sürün. Kenarları katlayın, ardından yumurta
rulosunu kendinizden uzağa doğru yuvarlayın, kenarları yumurta
ile kapatın. Domuz eti pişene kadar 30 dakika boyunca buharlı
pişiricide rafta buharda pişirin. Yağı ısıtın ve gevrek ve altın
rengi olana kadar birkaç dakika kızartın.

Domuz Eti ve Karidesli Yumurta Ruloları

4 kişilik

30 ml/2 yemek kaşığı yerfıstığı (fıstık) yağı

225 g/8 oz yağsız domuz eti, kıyılmış

6 taze soğan (yeşil soğan), doğranmış

225 g/8 oz fasulye filizi

100 gr/4 oz soyulmuş karides, doğranmış

15 ml/1 yemek kaşığı soya sosu

2.5 ml/½ çay kaşığı tuz

12 yumurta rulo derileri

1 yumurta, çırpılmış

kızartmak için sıvı yağ

Yağı ısıtın ve domuz eti ve taze soğanı hafifçe kızarana kadar kızartın. Bu arada fasulye filizlerini kaynar suda 2 dakika haşlayın ve süzün. Fasulye filizlerini tavaya ekleyin ve 1 dakika karıştırarak kızartın. Karidesleri, soya sosunu ve tuzu ekleyin ve 2 dakika karıştırarak kızartın. soğumaya bırakın.

Her bir kabuğun ortasına biraz iç harcı koyun ve kenarlarına çırpılmış yumurta sürün. Kenarları katlayın, ardından yumurta rulolarını yuvarlayın, kenarları yumurta ile kapatın. Yağı ısıtın ve yumurta rulolarını gevrek ve altın rengi olana kadar kızartın.

Yumurtalı Kızarmış Domuz Eti

4 kişilik

450 g/1 lb yağsız domuz eti
30 ml/2 yemek kaşığı yerfıstığı (fıstık) yağı
1 soğan, doğranmış
90 ml/6 yemek kaşığı soya sosu
45 ml/3 yemek kaşığı pirinç şarabı veya kuru şeri
15 ml/1 yemek kaşığı esmer şeker
3 haşlanmış (sert pişmiş) yumurta

Bir tencere suyu kaynatın, domuz eti ekleyin, tekrar kaynatın ve mühürlenene kadar kaynatın. Tavadan çıkarın, iyice süzün ve küpler halinde kesin. Yağı ısıtın ve soğanı yumuşayana kadar kızartın. Domuz eti ekleyin ve hafifçe kızarana kadar kızartın. Soya sosu, şarap veya şeri ve şekeri karıştırın, kapağını kapatın ve ara sıra karıştırarak 30 dakika pişirin. Yumurtaların dışını hafifçe çizin, ardından tavaya ekleyin, örtün ve 30 dakika daha pişirin.

ateşli domuz eti

4 kişilik

450 g/1 lb domuz filetosu, şeritler halinde kesilmiş
30 ml/2 yemek kaşığı soya sosu
30 ml/2 yemek kaşığı hoisin sosu
5 ml/1 çay kaşığı beş baharat tozu
15 ml/1 yemek kaşığı biber
15 ml/1 yemek kaşığı esmer şeker
15 ml/1 yemek kaşığı susam yağı
30 ml/2 yemek kaşığı yerfıstığı (fıstık) yağı
6 taze soğan (yeşil soğan), doğranmış
1 yeşil biber, parçalar halinde kesilmiş
200 g/7 oz fasulye filizi
2 dilim ananas, doğranmış
45 ml/3 yemek kaşığı domates ketçap (kedi)
150 ml/¼ pt/cömert ½ su bardağı tavuk suyu

Eti bir kaseye koyun. Soya sosu, kuru üzüm sosu, beş baharat tozu, biber ve şekeri karıştırıp etin üzerine dökün ve 1 saat marine etmeye bırakın. Yağları ısıtın ve eti altın kahverengi olana kadar kızartın. Tavadan çıkarın. Sebzeleri ekleyin ve 2 dakika kızartın. Ananas, ketçap ve et suyunu ekleyip kaynatın. Eti tavaya geri koyun ve servis yapmadan önce ısıtın.

Kızarmış Domuz Fileto

4 kişilik

350 g/12 oz domuz filetosu, küp doğranmış
15 ml/1 yemek kaşığı pirinç şarabı veya kuru şeri
15 ml/1 yemek kaşığı soya sosu
5 ml/1 çay kaşığı susam yağı
30 ml/2 yemek kaşığı mısır unu (mısır nişastası)
kızartmak için sıvı yağ

Domuz eti, şarap veya şeri, soya sosu, susam yağı ve mısır ununu, domuz eti kalın bir hamurla kaplanacak şekilde karıştırın. Yağı ısıtın ve domuz eti gevrek olana kadar yaklaşık 3 dakika kızartın. Domuz eti tavadan çıkarın, yağı tekrar ısıtın ve yaklaşık 3 dakika tekrar kızartın.

Beş Baharatlı Domuz Eti

4 kişilik

225 g/8 oz yağsız domuz eti

5 ml/1 çay kaşığı mısır unu (mısır nişastası)

2.5 ml/½ çay kaşığı beş baharat tozu

2.5 ml/½ çay kaşığı tuz

15 ml/1 yemek kaşığı pirinç şarabı veya kuru şeri

20 ml/2 yemek kaşığı yerfıstığı (fıstık) yağı

120 ml/4 fl oz/½ su bardağı tavuk suyu

Domuz eti tahıllara karşı ince dilimleyin. Domuzu mısır unu, beş baharat tozu, tuz ve şarap veya şeri ile karıştırın ve domuz eti kaplamak için iyice karıştırın. Ara sıra karıştırarak 30 dakika bekletin. Yağı ısıtın, domuz eti ekleyin ve yaklaşık 3 dakika karıştırarak kızartın. Stoku ekleyin, kaynatın, örtün ve 3 dakika pişirin. Hemen servis yapın.

Kızarmış Kokulu Domuz Eti

6-8 kişilik

1 adet mandalina kabuğu

45 ml/3 yemek kaşığı yer fıstığı (fıstık) yağı

900 g/2 lb yağsız domuz eti, küp doğranmış

250 ml/8 fl oz/1 su bardağı pirinç şarabı veya kuru şeri

120 ml/4 fl oz/½ fincan soya sosu

2.5 ml/½ çay kaşığı anason tozu

½ tarçın çubuğu

4 karanfil

5 ml/1 çay kaşığı tuz

250 ml/8 fl oz/1 su bardağı su

2 taze soğan (yeşil soğan), dilimlenmiş

1 dilim zencefil kökü, doğranmış

Yemeği hazırlarken mandalina kabuğunu suya batırın. Yağı ısıtın ve domuz eti hafifçe kızarana kadar kızartın. Şarap veya şeri, soya sosu, anason tozu, tarçın, karanfil, tuz ve suyu ekleyin. Kaynatın, mandalina kabuğunu, taze soğanı ve zencefili ekleyin. Kapağını kapatın ve ara sıra karıştırarak ve gerekirse biraz daha kaynar su ekleyerek yumuşayana kadar yaklaşık 1½ saat pişirin. Servis yapmadan önce baharatları çıkarın.

Kıyılmış Sarımsaklı Domuz Eti

4 kişilik

450 g/1 lb domuz eti, derisi soyulmuş

3 dilim zencefil kökü

2 taze soğan (yeşil soğan), doğranmış

30 ml/2 yemek kaşığı kıyılmış sarımsak

30 ml/2 yemek kaşığı soya sosu

5 ml/1 çay kaşığı tuz

15 ml/1 yemek kaşığı tavuk suyu

2.5 ml/½ çay kaşığı biber yağı

4 dal kişniş

Domuz eti zencefil ve taze soğan ile bir tencereye koyun, suyla kaplayın, kaynatın ve pişene kadar 30 dakika pişirin. Çıkarın ve iyice süzün, ardından kare şeklinde yaklaşık 5 cm/2 ince dilimler halinde kesin. Dilimleri metal bir süzgeçte düzenleyin. Bir tencerede suyu kaynatın, domuz dilimlerini ekleyin ve iyice ısınana kadar 3 dakika pişirin. Isıtılmış bir servis tabağına dizin. Sarımsak, soya sosu, tuz, et suyu ve kırmızı biber yağını karıştırın ve domuz etinin üzerine kaşıkla koyun. Maydanozla süsleyerek servis yapın.

Zencefilli Tavada Kızarmış Domuz Eti

4 kişilik

225 g/8 oz yağsız domuz eti

5 ml/1 çay kaşığı mısır unu (mısır nişastası)

30 ml/2 yemek kaşığı soya sosu

30 ml/2 yemek kaşığı yerfıstığı (fıstık) yağı

1 dilim zencefil kökü, kıyılmış

1 taze soğan (yeşil soğan), dilimlenmiş

45 ml/3 yemek kaşığı su

5 ml/1 tatlı kaşığı esmer şeker

Domuz eti tahıllara karşı ince dilimleyin. Mısır ununu atın, ardından soya sosu serpin ve tekrar fırlatın. Yağı ısıtın ve domuz eti mühürlenene kadar 2 dakika kızartın. Zencefil ve taze soğanı ekleyin ve 1 dakika karıştırarak kızartın. Suyu ve şekeri ekleyin, kapağını kapatın ve pişene kadar yaklaşık 5 dakika pişirin.

Yeşil Fasulyeli Domuz Eti

4 kişilik

450 gr / 1 lb yeşil fasulye, parçalar halinde kesilmiş

30 ml/2 yemek kaşığı yerfıstığı (fıstık) yağı

2.5 ml/½ çay kaşığı tuz

1 dilim zencefil kökü, kıyılmış

225 g/8 oz yağsız domuz eti, kıyılmış (öğütülmüş)

120 ml/4 fl oz/½ su bardağı tavuk suyu

75 ml/5 yemek kaşığı su

2 yumurta

15 ml/1 yemek kaşığı mısır unu (mısır nişastası)

Fasulyeleri yaklaşık 2 dakika kaynattıktan sonra süzün. Yağı ısıtın ve tuzu ve zencefili birkaç saniye karıştırın. Domuz eti ekleyin ve hafifçe kızarana kadar kızartın. Fasulyeleri ekleyin ve yağ ile kaplayarak 30 saniye karıştırın. Stokta karıştırın, kaynatın, örtün ve 2 dakika pişirin. Yumurtaları 30 ml/2 yemek kaşığı su ile çırpın ve tavaya karıştırın. Kalan suyu mısır unu ile karıştırın. Yumurtalar sertleşmeye başlayınca mısır ununu ilave edin ve karışım koyulaşana kadar pişirin. Hemen servis yapın.

Jambon ve Tofu ile Domuz Eti

4 kişilik

4 adet kurutulmuş Çin mantarı

5 ml/1 çay kaşığı yerfıstığı (fıstık) yağı

100 gr/4 oz füme jambon, dilimlenmiş

225 g/8 oz tofu, dilimlenmiş

225 g/8 oz yağsız domuz eti, dilimlenmiş

15 ml/1 yemek kaşığı pirinç şarabı veya kuru şeri

tuz ve taze çekilmiş karabiber

1 dilim zencefil kökü, doğranmış

1 taze soğan (yeşil soğan), doğranmış

10 ml/2 çay kaşığı mısır unu (mısır nişastası)

30 ml/2 yemek kaşığı su

Mantarları 30 dakika ılık suda bekletin ve süzün. Sapları atın ve kapakları ikiye bölün. Isıya dayanıklı bir kaseyi yerfıstığı (fıstık) yağıyla ovun. Mantarları, jambonu, soya peyniri ve domuz eti tabakta, üstüne domuz eti gelecek şekilde yerleştirin. Şarap veya şeri, tuz ve karabiber, zencefil ve taze soğan serpin. Örtün ve kaynar su üzerinde bir raf üzerinde pişene kadar yaklaşık 45 dakika buharda pişirin. Malzemeleri bozmadan sosu kaseden boşaltın. 250 ml/8 fl oz/1 su bardağı kadar su ekleyin. Mısır unu ve suyu karıştırıp sosa ekleyin. Tencereye alın ve sos berraklaşıp koyulaşana kadar karıştırarak pişirin. Domuz karışımını ısıtılmış bir servis tabağına alın, sosu üzerine dökün ve servis yapın.

Kızarmış Domuz Kebapları

4 kişilik

450 g/1 lb domuz filetosu, ince dilimlenmiş

100 gr / 4 oz pişmiş jambon, ince dilimlenmiş

6 adet su kestanesi, ince dilimlenmiş

30 ml/2 yemek kaşığı soya sosu

30 ml/2 yemek kaşığı şarap sirkesi

15 ml/1 yemek kaşığı esmer şeker

15 ml/1 yemek kaşığı istiridye sosu

birkaç damla biber yağı

45 ml/3 yemek kaşığı mısır unu (mısır nişastası)

30 ml/2 yemek kaşığı pirinç şarabı veya kuru şeri

2 yumurta, çırpılmış

kızartmak için sıvı yağ

Domuz eti, jambon ve su kestanelerini sırayla küçük şişlere geçirin. Soya sosu, şarap sirkesi, şeker, istiridye sosu ve biber yağını karıştırın. Kebapların üzerine dökün, örtün ve 3 saat buzdolabında marine etmeye bırakın. Mısır unu, şarap veya şeri ve yumurtaları pürüzsüz, kalın bir hamur elde edene kadar karıştırın. Kebapları kaplamak için hamurun içinde çevirin. Yağı ısıtın ve kebapları açık altın rengi kahverengi olana kadar kızartın.

Kırmızı Soslu Kızarmış Domuz Knuckle

4 kişilik

1 büyük boy domuz pastırması

1 l/1½ puan/4¼ su bardağı kaynar su

5 ml/1 çay kaşığı tuz

120 ml/4 fl oz/½ su bardağı şarap sirkesi

120 ml/4 fl oz/½ fincan soya sosu

45 ml/3 yemek kaşığı bal

5 ml/1 çay kaşığı ardıç meyveleri

5 ml/1 çay kaşığı anason

5 ml/1 çay kaşığı kişniş

60 ml/4 yemek kaşığı yerfıstığı (fıstık) yağı

6 adet taze soğan (yeşil soğan), dilimlenmiş

2 havuç, ince dilimlenmiş

1 çubuk kereviz, dilimlenmiş

45 ml/3 yemek kaşığı kuru üzüm sosu

30 ml/2 yemek kaşığı mango turşusu

75 ml/5 yemek kaşığı domates püresi (salça)

1 diş sarımsak, ezilmiş

60 ml/4 yemek kaşığı doğranmış frenk soğanı

Domuz etini su, tuz, şarap sirkesi, 45 ml/3 yemek kaşığı soya sosu, bal ve baharatlarla kaynatın. Sebzeleri ekleyin, kaynatın, örtün ve etler yumuşayana kadar yaklaşık 1½ saat pişirin. Et ve sebzeleri tavadan çıkarın, eti kemikten ayırın ve küp küp doğrayın. Yağı ısıtın ve eti altın kahverengi olana kadar kızartın. Sebzeleri ekleyin ve 5 dakika karıştırarak pişirin. Kalan soya sosu, kuru üzüm sosu, Hint turşusu, domates püresi ve sarımsağı ekleyin. Kaynatın, karıştırın, ardından 3 dakika pişirin. Frenk soğanı serperek servis yapın.

marine edilmiş domuz eti

4 kişilik

450 g/1 lb yağsız domuz eti

1 dilim zencefil kökü, kıyılmış

1 diş sarımsak, ezilmiş

90 ml/6 yemek kaşığı soya sosu

15 ml/1 yemek kaşığı pirinç şarabı veya kuru şeri

45 ml/3 yemek kaşığı yer fıstığı (fıstık) yağı

1 taze soğan (yeşil soğan), dilimlenmiş

15 ml/1 yemek kaşığı esmer şeker

taze kara biber

Domuzu zencefil, sarımsak, 30 ml/2 yemek kaşığı soya sosu ve
şarap veya şeri ile karıştırın. Ara sıra karıştırarak 30 dakika
bekletin, ardından eti marine sosundan çıkarın. Yağı ısıtın ve
domuz eti hafifçe kızarana kadar kızartın. Taze soğanı, şekeri,
kalan soya sosunu ve bir tutam biberi ekleyip kapağını kapatın ve
domuz eti pişene kadar yaklaşık 45 dakika pişirin. Domuz eti
küpler halinde kesin ve servis yapın.

Marine edilmiş domuz pirzolası

Servis 6

6 domuz pirzolası

1 dilim zencefil kökü, kıyılmış

1 diş sarımsak, ezilmiş

90 ml/6 yemek kaşığı soya sosu

30 ml/2 yemek kaşığı pirinç şarabı veya kuru şeri

45 ml/3 yemek kaşığı yer fıstığı (fıstık) yağı

2 taze soğan (yeşil soğan), doğranmış

15 ml/1 yemek kaşığı esmer şeker

taze kara biber

Domuz pirzolasından kemiği kesin ve eti küpler halinde kesin. Zencefil, sarımsak, 30 ml/2 yemek kaşığı soya sosu ve şarap veya şeri karıştırın, domuz etinin üzerine dökün ve ara sıra karıştırarak 30 dakika marine etmeye bırakın. Eti marine etinden çıkarın. Yağı ısıtın ve domuz eti hafifçe kızarana kadar kızartın. Taze soğanları ekleyin ve 1 dakika karıştırarak kavurun. Kalan soya sosunu şeker ve bir tutam biberle karıştırın. Sosla karıştırın, kaynatın, örtün ve domuz eti yumuşayana kadar yaklaşık 30 dakika pişirin.

Mantarlı Domuz Eti

4 kişilik

25 gr/1 oz kurutulmuş Çin mantarı

30 ml/2 yemek kaşığı yerfıstığı (fıstık) yağı

1 diş sarımsak, doğranmış

225 g/8 oz yağsız domuz eti, şeritler halinde kesilmiş

4 taze soğan (yeşil soğan), doğranmış

15 ml/1 yemek kaşığı soya sosu

15 ml/1 yemek kaşığı pirinç şarabı veya kuru şeri

5 ml/1 çay kaşığı susam yağı

Mantarları 30 dakika ılık suda bekletin ve süzün. Sapları atın ve kapakları dilimleyin. Yağı ısıtın ve sarımsakları hafifçe kızarana kadar kızartın. Domuz eti ekleyin ve kızarana kadar karıştırarak kızartın. Taze soğanları, mantarları, soya sosunu ve şarabı veya şeriyi ilave edip 3 dakika karıştırarak kızartın. Susam yağını karıştırın ve hemen servis yapın.

Buğulanmış Etli Kek

4 kişilik

450 g/1 lb kıyılmış (öğütülmüş) domuz eti
4 adet su kestanesi, ince doğranmış
225 g/8 oz mantar, ince doğranmış
5 ml/1 tatlı kaşığı soya sosu
tuz ve taze çekilmiş karabiber
1 yumurta, hafifçe dövülmüş

Tüm malzemeleri iyice karıştırın ve karışımı fırına dayanıklı bir tabakta düz bir turta haline getirin. Plakayı bir vapurdaki rafa yerleştirin, örtün ve 1½ saat boyunca buharlayın.

Mantarlı Kırmızı Pişmiş Domuz Eti

4 kişilik

450 g/1 lb yağsız domuz eti, küp doğranmış

250 ml/8 fl oz/1 su bardağı su

15 ml/1 yemek kaşığı soya sosu

15 ml/1 yemek kaşığı pirinç şarabı veya kuru şeri

5 ml/1 tatlı kaşığı şeker

5 ml/1 çay kaşığı tuz

225 g/8 oz düğme mantar

Domuz eti ve suyu bir tencereye koyun ve suyu kaynatın. Örtün ve 30 dakika pişirin, ardından suyu boşaltın, stoğu saklayın. Domuzu tavaya geri koyun ve soya sosunu ekleyin. Soya sosu emilene kadar karıştırarak kısık ateşte pişirin. Şarap veya şeri, şeker ve tuzu karıştırın. Ayrılan suyu dökün, kaynatın, kapağını kapatın ve eti ara sıra çevirerek yaklaşık 30 dakika pişirin. Mantarları ekleyin ve 20 dakika daha pişirin.

Noodle Pancake ile Domuz Eti

4 kişilik

30 ml/2 yemek kaşığı yerfıstığı (fıstık) yağı

5 ml/2 çay kaşığı tuz

225 g/8 oz yağsız domuz eti, şeritler halinde kesilmiş

225 g/8 oz Çin lahanası, rendelenmiş

100 g/4 oz bambu filizi, kıyılmış

100 gr/4 oz mantar, ince dilimlenmiş

150 ml/¼ pt/cömert ½ su bardağı tavuk suyu

10 ml/2 çay kaşığı mısır unu (mısır nişastası)

15 ml/1 yemek kaşığı pirinç şarabı veya kuru şeri

15 ml/1 yemek kaşığı su

erişte gözleme

Yağı ısıtın ve tuzu ve domuz eti hafifçe renk alana kadar kızartın. Lahana, bambu filizleri ve mantarları ekleyin ve 1 dakika karıştırarak kızartın. Et suyunu ekleyin, kaynatın, kapağını kapatın ve domuz eti pişene kadar 4 dakika pişirin. Mısır ununu şarap veya şeri ve su ile bir macun haline getirin, tavada karıştırın ve sos berraklaşıp koyulaşana kadar karıştırarak pişirin. Servis etmek için erişte gözlemesinin üzerine dökün.

4 kişilik

30 ml/2 yemek kaşığı yerfıstığı (fıstık) yağı

5 ml/1 çay kaşığı tuz

4 taze soğan (yeşil soğan), doğranmış

1 diş sarımsak, ezilmiş

225 g/8 oz yağsız domuz eti, şeritler halinde kesilmiş

100 gr/4 oz mantar, dilimlenmiş

4 sap kereviz, dilimlenmiş

225 gr/8 oz soyulmuş karides

30 ml/2 yemek kaşığı soya sosu

10 ml/1 çay kaşığı mısır unu (mısır nişastası)

45 ml/3 yemek kaşığı su

erişte gözleme

Yağı ve tuzu ısıtıp soğan ve sarımsağı yumuşayana kadar kavurun. Domuz eti ekleyin ve hafifçe kızarana kadar kızartın. Mantarları ve kerevizi ekleyip 2 dakika karıştırarak kavurun. Karidesleri ekleyin, soya sosu serpin ve ısınana kadar karıştırın. Mısır unu ve suyu macun kıvamına gelene kadar karıştırın, tavada karıştırın ve sıcak olana kadar karıştırarak pişirin. Servis etmek için erişte gözlemesinin üzerine dökün.

İstiridye Soslu Domuz Eti

4-6 kişilik

450 g/1 lb yağsız domuz eti

15 ml/1 yemek kaşığı mısır unu (mısır nişastası)

10 ml/2 çay kaşığı pirinç şarabı veya kuru şeri

bir tutam şeker

45 ml/3 yemek kaşığı yer fıstığı (fıstık) yağı

10 ml/2 çay kaşığı su

30 ml/2 yemek kaşığı istiridye sosu

taze kara biber

1 dilim zencefil kökü, kıyılmış

60 ml/4 yemek kaşığı tavuk suyu

Domuz eti tahıllara karşı ince dilimleyin. 5 ml/1 çay kaşığı mısır ununu şarap veya şeri, şeker ve 5 ml/1 çay kaşığı yağ ile karıştırın, domuz eti ekleyin ve iyice karıştırın. Kalan mısır ununu su, istiridye sosu ve bir tutam biberle karıştırın. Kalan yağı ısıtın ve zencefili 1 dakika kızartın. Domuz eti ekleyin ve hafifçe kızarana kadar kızartın. Et suyu ve su ve istiridye sosu karışımını ekleyin, kaynatın, örtün ve 3 dakika pişirin.

Fıstıklı domuz eti

4 kişilik

450 g/1 lb yağsız domuz eti, küp doğranmış

15 ml/1 yemek kaşığı mısır unu (mısır nişastası)

5 ml/1 çay kaşığı tuz

1 yumurta beyazı

3 taze soğan (yeşil soğan), doğranmış

1 diş sarımsak, doğranmış

1 dilim zencefil kökü, doğranmış

45 ml/3 yemek kaşığı tavuk suyu

15 ml/1 yemek kaşığı pirinç şarabı veya kuru şeri

15 ml/1 yemek kaşığı soya sosu

10 ml/2 çay kaşığı siyah pekmez

45 ml/3 yemek kaşığı yer fıstığı (fıstık) yağı

½ salatalık, küp doğranmış

25 gr/1 oz/¼ su bardağı kabuklu fıstık

5 ml/1 çay kaşığı biber yağı

Domuzu mısır ununun yarısı, tuz ve yumurta akı ile karıştırın ve domuz eti kaplamak için iyice karıştırın. Kalan mısır ununu taze soğan, sarımsak, zencefil, et suyu, şarap veya şeri, soya sosu ve pekmez ile karıştırın. Yağı ısıtın ve domuz eti hafifçe kızarana kadar kızartın, ardından tavadan çıkarın. Salatalığı tavaya ekleyin ve birkaç dakika karıştırarak kızartın. Domuzu tavaya geri koyun ve hafifçe karıştırın. Baharat karışımını karıştırın, kaynatın ve sos berraklaşıp kalınlaşana kadar karıştırarak pişirin. Yer fıstığı ve biber yağını karıştırın ve servis yapmadan önce ısıtın.

Biberli domuz eti

4 kişilik

45 ml/3 yemek kaşığı yer fıstığı (fıstık) yağı

225 g/8 oz yağsız domuz eti, küp doğranmış

1 soğan, doğranmış

2 yeşil biber, doğranmış

½ baş Çin yaprağı, doğranmış

1 dilim zencefil kökü, kıyılmış

15 ml/1 yemek kaşığı soya sosu

15 ml/1 yemek kaşığı şeker

2.5 ml/½ çay kaşığı tuz

Yağı ısıtın ve domuz eti altın kahverengi olana kadar yaklaşık 4 dakika kızartın. Soğanı ekleyin ve yaklaşık 1 dakika karıştırarak kızartın. Biberleri ekleyip 1 dakika karıştırarak kavurun. Çin yapraklarını ekleyin ve 1 dakika karıştırarak kızartın. Kalan malzemeleri birlikte karıştırın, tavaya karıştırın ve 2 dakika daha karıştırın.

Turşu ile baharatlı domuz eti

4 kişilik

900 gr/2 lb domuz pirzolası

30 ml/2 yemek kaşığı mısır unu (mısır nişastası)

45 ml/3 yemek kaşığı soya sosu

30 ml/2 yemek kaşığı tatlı şeri

5 ml/1 çay kaşığı rendelenmiş zencefil kökü

2.5 ml/½ çay kaşığı beş baharat tozu

bir tutam taze çekilmiş biber

kızartmak için sıvı yağ

60 ml/4 yemek kaşığı tavuk suyu

Çin turşusu sebze

Tüm yağları ve kemikleri atarak pirzolaları kesin. Mısır unu, 30 ml/2 yemek kaşığı soya sosu, şeri, zencefil, beş baharat tozu ve biberi karıştırın. Domuz eti üzerine dökün ve tamamen kaplamak için karıştırın. Örtün ve ara sıra çevirerek 2 saat marine etmeye bırakın. Yağı ısıtın ve domuz etini altın kahverengi olana kadar kızartın ve iyice pişirin. Mutfak kağıdına boşaltın. Domuz eti kalın dilimler halinde kesin, ısıtılmış bir servis tabağına aktarın ve sıcak tutun. Stok ve kalan soya sosunu küçük bir tavada karıştırın. Kaynatın ve dilimlenmiş domuz eti dökün. Karışık turşularla süsleyerek servis yapın.

Erik Soslu Domuz Eti

4 kişilik

450 g/1 lb haşlanmış domuz eti, doğranmış

2 diş sarımsak, ezilmiş

tuz

60 ml/4 yemek kaşığı domates ketçap (kedi)

30 ml/2 yemek kaşığı soya sosu

45 ml/3 yemek kaşığı erik sosu

5 ml/1 çay kaşığı köri tozu

5 ml/1 çay kaşığı kırmızı biber

2.5 ml/½ çay kaşığı taze çekilmiş karabiber

45 ml/3 yemek kaşığı yer fıstığı (fıstık) yağı

6 taze soğan (yeşil soğan), şeritler halinde kesilmiş

4 havuç, şeritler halinde kesilmiş

Eti sarımsak, tuz, ketçap, soya sosu, erik sosu, köri tozu, kırmızı biber ve karabiberle 30 dakika marine edin. Yağı ısıtın ve eti hafifçe kızarana kadar kızartın. Wok'tan çıkarın. Sebzeleri yağa ekleyin ve yumuşayana kadar kızartın. Eti tavaya geri koyun ve servis yapmadan önce hafifçe tekrar ısıtın.

Karidesli Domuz Eti

6-8 kişilik

900 gr/2 lb yağsız domuz eti

30 ml/2 yemek kaşığı yerfıstığı (fıstık) yağı

1 soğan, dilimlenmiş

1 taze soğan (yeşil soğan), doğranmış

2 diş sarımsak, ezilmiş

30 ml/2 yemek kaşığı soya sosu

50 gr/2 oz soyulmuş karides, kıyılmış

(zemin)

600 ml/1 pt/2½ su bardağı kaynar su

15 ml/1 yemek kaşığı şeker

Bir tencere suyu kaynatın, domuz eti ekleyin, örtün ve 10 dakika pişirin. Tavadan çıkarın ve iyice süzün, ardından küpler halinde kesin. Yağı ısıtın ve soğanı, taze soğanı ve sarımsağı hafifçe kızarana kadar kızartın. Domuz eti ekleyin ve hafifçe kızarana kadar kızartın. Soya sosu ve karidesleri ekleyin ve 1 dakika karıştırarak kızartın. Kaynayan suyu ve şekeri ilave edip kapağını kapatın ve etler yumuşayıncaya kadar yaklaşık 40 dakika pişirin.

Kırmızı Pişmiş Domuz Eti

4 kişilik

675 g/1½ lb yağsız domuz eti, küp doğranmış

250 ml/8 fl oz/1 su bardağı su

1 dilim zencefil kökü, ezilmiş

60 ml/4 yemek kaşığı soya sosu

15 ml/1 yemek kaşığı pirinç şarabı veya kuru şeri

5 ml/1 çay kaşığı tuz

10 ml/2 tatlı kaşığı esmer şeker

Domuz eti ve suyu bir tencereye koyun ve suyu kaynatın. Zencefil, soya sosu, şeri ve tuzu ekleyin, örtün ve 45 dakika pişirin. Şekeri ekleyin, eti çevirin, kapağını kapatın ve domuz eti yumuşayana kadar 45 dakika daha pişirin.

Kırmızı Soslu Domuz Eti

4 kişilik

30 ml/2 yemek kaşığı yerfıstığı (fıstık) yağı

225 g/8 oz domuz böbreği, şeritler halinde kesilmiş

450 g / 1 lb domuz eti, şeritler halinde kesilmiş

1 soğan, dilimlenmiş

4 taze soğan (yeşil soğan), şeritler halinde kesilmiş

2 havuç, şeritler halinde kesilmiş

1 çubuk kereviz, şeritler halinde kesilmiş

1 kırmızı biber, şeritler halinde kesilmiş

45 ml/3 yemek kaşığı soya sosu

45 ml/3 yemek kaşığı sek beyaz şarap

300 ml/½ pt/1¼ su bardağı tavuk suyu

30 ml/2 yemek kaşığı erik sosu

30 ml/2 yemek kaşığı şarap sirkesi

5 ml/1 çay kaşığı beş baharat tozu

5 ml/1 tatlı kaşığı esmer şeker

15 ml/1 yemek kaşığı mısır unu (mısır nişastası)

15 ml/1 yemek kaşığı su

Yağı ısıtın ve böbrekleri 2 dakika kızartın, ardından tavadan çıkarın. Yağı tekrar ısıtın ve domuz eti hafifçe kızarana kadar kızartın. Sebzeleri ekleyin ve 3 dakika karıştırarak pişirin. Soya sosu, şarap, et suyu, erik sosu, şarap sirkesi, beş baharat tozu ve şekeri ekleyin, kaynatın, örtün ve pişene kadar 30 dakika pişirin. Böbrekleri ekleyin. Mısır unu ve suyu karıştırıp tencereye alın. Kaynadıktan sonra sos koyulaşana kadar karıştırarak pişirin.

Pirinç Eriştesi ile Domuz Eti

4 kişilik

4 adet kurutulmuş Çin mantarı

100 gr/4 oz pirinç eriştesi

225 g/8 oz yağsız domuz eti, şeritler halinde kesilmiş

15 ml/1 yemek kaşığı mısır unu (mısır nişastası)

15 ml/1 yemek kaşığı soya sosu

15 ml/1 yemek kaşığı pirinç şarabı veya kuru şeri

45 ml/3 yemek kaşığı yer fıstığı (fıstık) yağı

2.5 ml/½ çay kaşığı tuz

1 dilim zencefil kökü, kıyılmış

2 sap kereviz, doğranmış

120 ml/4 fl oz/½ su bardağı tavuk suyu

2 taze soğan (yeşil soğan), dilimlenmiş

Mantarları 30 dakika ılık suda bekletin ve süzün. Atın ve sapları ve kapakları dilimleyin. Erişteleri 30 dakika ılık suda bekletin, sonra süzün ve 5 cm/2'lik parçalar halinde kesin. Domuzu bir kaseye koyun. Mısır unu, soya sosu ve şarap veya şeri karıştırın, domuz etinin üzerine dökün ve kaplamak için fırlatın. Yağı ısıtın ve tuzu ve zencefili birkaç saniye kızartın. Domuz eti ekleyin ve hafifçe kızarana kadar kızartın. Mantarları ve kerevizi ekleyin ve 1 dakika karıştırarak kızartın. Stoku ekleyin, kaynatın, örtün ve 2 dakika pişirin. Erişteleri ekleyin ve 2 dakika boyunca ısıtın. Taze soğanları karıştırın ve bir kerede servis yapın.

Zengin Domuz Topları

4 kişilik

450 g/1 lb kıyılmış (öğütülmüş) domuz eti
100 gr/4 oz tofu, ezilmiş
4 adet su kestanesi, ince doğranmış
tuz ve taze çekilmiş karabiber
120 ml/4 fl oz/½ su bardağı yerfıstığı (fıstık) yağı
1 dilim zencefil kökü, kıyılmış
600 ml/1 pt/2½ su bardağı tavuk suyu
15 ml/1 yemek kaşığı soya sosu

61

5 ml/1 tatlı kaşığı esmer şeker

5 ml/1 çay kaşığı pirinç şarabı veya kuru şeri

Domuz eti, tofu ve kestaneyi karıştırın ve tuz ve karabiberle tatlandırın. Büyük toplar haline getirin. Yağı ısıtın ve domuz toplarını her tarafta altın kahverengi olana kadar kızartın ve ardından tavadan çıkarın. Yağın 15 ml/1 yemek kaşığı hariç hepsini boşaltın ve zencefil, et suyu, soya sosu, şeker ve şarap veya şeri ekleyin. Domuz toplarını tavaya geri koyun, kaynatın ve pişene kadar 20 dakika hafifçe pişirin.

Domuz Pirzolası

4 kişilik

4 domuz pirzolası

75 ml/5 yemek kaşığı soya sosu

kızartmak için sıvı yağ

100 gr/4 oz kereviz çubukları

3 taze soğan (yeşil soğan), doğranmış

1 dilim zencefil kökü, doğranmış

15 ml/1 yemek kaşığı pirinç şarabı veya kuru şeri

120 ml/4 fl oz/½ su bardağı tavuk suyu

tuz ve taze çekilmiş karabiber

5 ml/1 çay kaşığı susam yağı

Domuz pirzolalarını iyice kaplanana kadar soya sosuna batırın. Yağı ısıtın ve pirzolaları altın kahverengi olana kadar kızartın. İyice çıkarın ve süzün. Fırına dayanıklı sığ bir kabın tabanına kerevizi dizin. Taze soğan ve zencefil serpin ve üzerine domuz pirzolasını yerleştirin. Şarap veya şeri üzerine dökün ve stoklayın ve tuz ve karabiberle tatlandırın. Susam yağı serpin. 200°C/400°C/gaz işareti 6'da önceden ısıtılmış fırında 15 dakika kızartın.

baharatlı domuz eti

4 kişilik

1 salatalık, küp doğranmış

tuz

450 g/1 lb yağsız domuz eti, küp doğranmış

5 ml/1 çay kaşığı tuz

45 ml/3 yemek kaşığı soya sosu

30 ml/2 yemek kaşığı pirinç şarabı veya kuru şeri

30 ml/2 yemek kaşığı mısır unu (mısır nişastası)

15 ml/1 yemek kaşığı esmer şeker

60 ml/4 yemek kaşığı yerfıstığı (fıstık) yağı

1 dilim zencefil kökü, doğranmış

1 diş sarımsak, doğranmış

1 kırmızı biber, çekirdekleri çıkarılmış ve doğranmış

60 ml/4 yemek kaşığı tavuk suyu

Salatalığın üzerine tuz serpip bir kenarda bekletin. Domuz eti, tuz, 15 ml/1 yemek kaşığı soya sosu, 15 ml/1 yemek kaşığı şarap veya şeri, 15 ml/1 yemek kaşığı mısır unu, esmer şeker ve 15 ml/1 yemek kaşığı yağı karıştırın. 30 dakika bekletin, ardından eti marine etinden çıkarın. Kalan yağı ısıtın ve domuz eti hafifçe kızarana kadar kızartın. Zencefil, sarımsak ve biberi ekleyip 2 dakika karıştırarak kavurun. Havucu ekleyip 2 dakika karıştırarak kavurun. Stok ve kalan soya sosu, şarap veya şeri ve mısır ununu marine sosuna karıştırın. Bunu tavaya alın ve karıştırarak kaynatın. Sos berraklaşıp koyulaşana kadar karıştırarak pişirin ve etler pişene kadar kaynatmaya devam edin.

Kaygan Domuz Dilimleri

4 kişilik

225 g/8 oz yağsız domuz eti, dilimlenmiş

2 yumurta akı

15 ml/1 yemek kaşığı mısır unu (mısır nişastası)

45 ml/3 yemek kaşığı yer fıstığı (fıstık) yağı

50 g/2 oz bambu filizi, dilimlenmiş

6 taze soğan (yeşil soğan), doğranmış

2.5 ml/½ çay kaşığı tuz

15 ml/1 yemek kaşığı pirinç şarabı veya kuru şeri

150 ml/¼ pt/cömert ½ su bardağı tavuk suyu

Domuz etini yumurta akı ve mısır unu ile iyice kaplanana kadar karıştırın. Yağı ısıtın ve domuz eti hafifçe kızarana kadar kızartın, ardından tavadan çıkarın. Bambu filizlerini ve taze soğanları ekleyin ve 2 dakika karıştırarak kızartın. Domuz eti tuz, şarap veya şeri ve tavuk suyuyla birlikte tavaya geri koyun. Kaynatın ve domuz eti pişene kadar 4 dakika karıştırarak pişirin.

Ispanaklı ve havuçlu domuz eti

4 kişilik

225 g/8 oz yağsız domuz eti

2 havuç, şeritler halinde kesilmiş

225 gr/8 oz ıspanak

45 ml/3 yemek kaşığı yer fıstığı (fıstık) yağı

1 taze soğan (yeşil soğan), ince doğranmış

15 ml/1 yemek kaşığı soya sosu

2.5 ml/½ çay kaşığı tuz

10 ml/2 çay kaşığı mısır unu (mısır nişastası)

30 ml/2 yemek kaşığı su

Domuz etini ince ince dilimleyin ve ardından şeritler halinde kesin. Havuçları yaklaşık 3 dakika kaynattıktan sonra süzün. Ispanak yapraklarını ikiye bölün. Yağı ısıtın ve soğanı yarı saydam olana kadar kızartın. Domuz eti ekleyin ve hafifçe kızarana kadar kızartın. Havuç ve soya sosunu ekleyin ve 1 dakika karıştırarak kızartın. Tuz ve ıspanağı ekleyin ve yumuşamaya başlayana kadar yaklaşık 30 saniye karıştırarak kızartın. Mısır unu ve suyu bir macun kıvamına gelene kadar karıştırın, sosa karıştırın ve berraklaşana kadar karıştırarak kızartın ve hemen servis yapın.

buğulanmış domuz eti

4 kişilik

450 g/1 lb yağsız domuz eti, küp doğranmış
120 ml/4 fl oz/½ fincan soya sosu
120 ml/4 fl oz/½ fincan pirinç şarabı veya kuru şeri
15 ml/1 yemek kaşığı esmer şeker

Tüm malzemeleri karıştırın ve ısıya dayanıklı bir kaba koyun. Pişene kadar yaklaşık 1½ saat kaynar su üzerinde bir raf üzerinde buharlayın.

Kızarmış Domuz Eti

4 kişilik

25 gr/1 oz kurutulmuş Çin mantarı

15 ml/1 yemek kaşığı yerfıstığı (fıstık) yağı

450 g/1 lb yağsız domuz eti, dilimlenmiş

1 yeşil biber, doğranmış

15 ml/1 yemek kaşığı soya sosu

15 ml/1 yemek kaşığı pirinç şarabı veya kuru şeri

5 ml/1 çay kaşığı tuz

5 ml/1 çay kaşığı susam yağı

Mantarları 30 dakika ılık suda bekletin ve süzün. Sapları atın ve kapakları dilimleyin. Yağı ısıtın ve domuz eti hafifçe kızarana kadar kızartın. Biber ekleyin ve 1 dakika karıştırarak kızartın. Mantarları, soya sosu, şarap veya şeri ve tuzu ekleyin ve et pişene kadar birkaç dakika karıştırarak kızartın. Servis yapmadan önce susam yağını karıştırın.

Tatlı Patatesli Domuz Eti

4 kişilik

kızartmak için sıvı yağ

2 büyük tatlı patates, dilimlenmiş

30 ml/2 yemek kaşığı yerfıstığı (fıstık) yağı

1 dilim zencefil kökü, dilimlenmiş

1 soğan, dilimlenmiş

450 g/1 lb yağsız domuz eti, küp doğranmış

15 ml/1 yemek kaşığı soya sosu

2.5 ml/½ çay kaşığı tuz

taze kara biber

250 ml/8 fl oz/1 su bardağı tavuk suyu

30 ml/2 yemek kaşığı köri tozu

Yağı ısıtın ve tatlı patatesleri altın rengi olana kadar kızartın. Tavadan çıkarın ve iyice boşaltın. Yerfıstığı (fıstık) yağını ısıtın ve zencefil ve soğanı hafifçe kızarana kadar kızartın. Domuz eti ekleyin ve hafifçe kızarana kadar kızartın. Soya sosu, tuz ve bir tutam biberi ilave edin, sonra et suyu ve köri tozunu ilave edin, kaynatın ve 1 dakika karıştırarak pişirin. Kızarmış patatesleri ekleyin, örtün ve domuz eti pişene kadar 30 dakika pişirin.

Tatlı ve Ekşi Domuz Eti

4 kişilik

450 g/1 lb yağsız domuz eti, küp doğranmış
15 ml/1 yemek kaşığı pirinç şarabı veya kuru şeri
15 ml/1 yemek kaşığı yerfıstığı (fıstık) yağı
5 ml/1 çay kaşığı köri tozu
1 yumurta, çırpılmış
tuz
100 gr/4 oz mısır unu (mısır nişastası)
kızartmak için sıvı yağ
1 diş sarımsak, ezilmiş
75 g/3 oz/½ fincan şeker
50 gr/2 oz domates ketçap (kedi)
5 ml/1 çay kaşığı şarap sirkesi

5 ml/1 çay kaşığı susam yağı

Domuz etini şarap veya şeri, yağ, köri tozu, yumurta ve biraz tuzla karıştırın. Domuz eti hamurla kaplanana kadar mısır ununu karıştırın. Yağı tütene kadar ısıtın, ardından domuz küplerini birkaç kez ekleyin. Yaklaşık 3 dakika kızartın, sonra süzün ve bir kenara koyun. Yağı tekrar ısıtın ve küpleri tekrar yaklaşık 2 dakika kızartın. Çıkarın ve boşaltın. Sarımsak, şeker, domates ketçapı ve şarap sirkesini şeker eriyene kadar karıştırarak ısıtın. Kaynatın, ardından domuz küplerini ekleyin ve iyice karıştırın. Susam yağını karıştırıp servis yapın.

tuzlu domuz eti

4 kişilik

30 ml/2 yemek kaşığı yerfıstığı (fıstık) yağı
450 g/1 lb yağsız domuz eti, küp doğranmış
3 taze soğan (yeşil soğan), dilimlenmiş
2 diş sarımsak, ezilmiş
1 dilim zencefil kökü, kıyılmış
250 ml/8 fl oz/1 su bardağı soya sosu
30 ml/2 yemek kaşığı pirinç şarabı veya kuru şeri
30 ml/2 yemek kaşığı esmer şeker

5 ml/1 çay kaşığı tuz

600 ml/1 pt/2½ su bardağı su

Yağı ısıtın ve domuz eti altın kahverengi olana kadar kızartın. Fazla yağı boşaltın, taze soğan, sarımsak ve zencefili ekleyin ve 2 dakika kızartın. Soya sosu, şarap veya şeri, şeker ve tuzu ekleyin ve iyice karıştırın. Suyu ekleyin, kaynatın, örtün ve 1 saat pişirin.

Tofu ile Domuz Eti

4 kişilik

450 g/1 lb yağsız domuz eti

45 ml/3 yemek kaşığı yer fıstığı (fıstık) yağı

1 soğan, dilimlenmiş

1 diş sarımsak, ezilmiş

225 g/8 oz tofu, küp doğranmış

375 ml/13 fl oz/1½ su bardağı tavuk suyu

15 ml/1 yemek kaşığı esmer şeker

60 ml/4 yemek kaşığı soya sosu

2.5 ml/½ çay kaşığı tuz

Domuzu bir tencereye koyun ve suyla kaplayın. Kaynatın ve ardından 5 dakika kaynatın. Süzün ve soğumaya bırakın, ardından küpler halinde kesin.

Yağı ısıtın ve soğanı ve sarımsağı hafifçe kızarana kadar kızartın. Domuz eti ekleyin ve hafifçe kızarana kadar kızartın. Tofu ekleyin ve yağ ile kaplanana kadar hafifçe karıştırın. Et suyu, şeker, soya sosu ve tuzu ekleyin, kaynatın, kapağını kapatın ve domuz eti yumuşayana kadar yaklaşık 40 dakika pişirin.

Yumuşak Kızarmış Domuz Eti

4 kişilik

225 g/8 oz domuz filetosu, küp doğranmış
1 yumurta beyazı
30 ml/2 yemek kaşığı pirinç şarabı veya kuru şeri
tuz
225 g/8 oz mısır unu (mısır nişastası)
kızartmak için sıvı yağ

Domuz etini yumurta akı, şarap veya şeri ve biraz tuzla karıştırın. Kalın bir meyilli yapmak için yavaş yavaş yeterli mısır unu ile çalışın. Yağı ısıtın ve domuz eti kızarana ve dışı gevrek olana ve içi yumuşayana kadar kızartın.

İki Pişmiş Domuz Eti

4 kişilik

225 g/8 oz yağsız domuz eti

45 ml/3 yemek kaşığı yer fıstığı (fıstık) yağı

2 yeşil biber, parçalar halinde kesilmiş

2 diş sarımsak, doğranmış

2 taze soğan (yeşil soğan), dilimlenmiş

15 ml/1 yemek kaşığı acı fasulye sosu

15 ml/1 yemek kaşığı tavuk suyu

5 ml/1 tatlı kaşığı şeker

Domuz etini bir tencereye koyun, suyla kaplayın, kaynatın ve pişene kadar 20 dakika pişirin. Çıkarın ve boşaltın, ardından soğumaya bırakın. İnce dilimleyin.

Yağı ısıtın ve domuz eti hafifçe kızarana kadar kızartın. Biberleri, sarımsağı ve taze soğanı ekleyip 2 dakika karıştırarak kavurun. Tavadan çıkarın. Tavaya fasulye sosu, et suyu ve şekeri ekleyin ve 2 dakika karıştırarak pişirin. Domuz eti ve biberleri geri koyun ve ısınana kadar karıştırarak kızartın. Bir kerede servis yapın.

sebzeli domuz eti

4 kişilik

2 diş sarımsak, ezilmiş

5 ml/1 çay kaşığı tuz

2.5 ml/½ çay kaşığı taze çekilmiş karabiber

30 ml/2 yemek kaşığı yerfıstığı (fıstık) yağı

30 ml/2 yemek kaşığı soya sosu

225 g/8 oz brokoli çiçeği

200 g/7 oz karnabahar çiçeği

1 kırmızı biber, doğranmış

1 soğan, doğranmış

2 portakal, soyulmuş ve doğranmış

1 adet kök zencefil, doğranmış

30 ml/2 yemek kaşığı mısır unu (mısır nişastası)

300 ml/½ pt/1¼ su bardağı su

20 ml/2 yemek kaşığı şarap sirkesi

15 ml/1 yemek kaşığı bal

bir tutam öğütülmüş zencefil

2.5 ml/½ çay kaşığı kimyon

Sarımsak, tuz ve karabiberi etin içine ezin. Yağı ısıtın ve eti hafifçe kızarana kadar kızartın. Tavadan çıkarın. Soya sosu ve sebzeleri tavaya ekleyin ve yumuşayana kadar ama yine de gevrek olana kadar karıştırarak kızartın. Portakal ve zencefili ekleyin. Mısır unu ve suyu karıştırın ve şarap sirkesi, bal, zencefil ve kimyonla birlikte tavada karıştırın. Kaynatın ve 2 dakika karıştırarak pişirin. Domuzu tavaya geri koyun ve servis yapmadan önce ısıtın.

cevizli domuz eti

4 kişilik

50 gr/2 oz/½ fincan ceviz
225 g/8 oz yağsız domuz eti, şeritler halinde kesilmiş
30 ml/2 yemek kaşığı sade (çok amaçlı) un
30 ml/2 yemek kaşığı esmer şeker
30 ml/2 yemek kaşığı soya sosu
kızartmak için sıvı yağ
15 ml/1 yemek kaşığı yerfıstığı (fıstık) yağı

Cevizleri kaynar suda 2 dakika haşladıktan sonra süzün. Domuz eti un, şeker ve 15 ml/1 yemek kaşığı soya sosu ile iyice kaplanana kadar karıştırın. Yağı ısıtın ve domuz eti gevrek ve altın rengi olana kadar kızartın. Mutfak kağıdına boşaltın.

Yerfıstığı (fıstık) yağını ısıtın ve cevizleri altın rengi olana kadar

kızartın. Domuz eti tavaya ekleyin, kalan soya sosu serpin ve

ısınana kadar karıştırarak kızartın.

domuz eti

4 kişilik

450 g/1 lb kıyılmış (öğütülmüş) domuz eti

1 taze soğan (yeşil soğan), doğranmış

225 g/8 oz karışık sebze, doğranmış

30 ml/2 yemek kaşığı soya sosu

5 ml/1 çay kaşığı tuz

40 wonton derisi

kızartmak için sıvı yağ

Bir tavayı ısıtın ve domuz eti ve taze soğanı hafifçe kızarana

kadar kızartın. Ocaktan alıp sebzeleri, soya sosunu ve tuzu

karıştırın.

Wontons'u katlamak için, cildi sol avucunuzun içinde tutun ve

ortasına biraz doldurun. Kenarları yumurta ile nemlendirin ve

cildi bir üçgene katlayın, kenarları kapatın. Köşeleri yumurta ile

nemlendirin ve birlikte bükün.

Yağı ısıtın ve wontonları altın kahverengi olana kadar birer birer kızartın. Servis yapmadan önce iyice süzün.

Su Kestaneli Domuz Eti

4 kişilik

45 ml/3 yemek kaşığı yer fıstığı (fıstık) yağı

1 diş sarımsak, ezilmiş

1 taze soğan (yeşil soğan), doğranmış

1 dilim zencefil kökü, kıyılmış

225 g/8 oz yağsız domuz eti, şeritler halinde kesilmiş

100 gr/4 oz kestane, ince dilimlenmiş

45 ml/3 yemek kaşığı soya sosu

15 ml/1 yemek kaşığı pirinç şarabı veya kuru şeri

5 ml/1 çay kaşığı mısır unu (mısır nişastası)

Yağı ısıtın ve sarımsak, taze soğan ve zencefili hafifçe kızarana kadar kızartın. Domuz eti ekleyin ve altın kahverengi olana kadar 10 dakika karıştırın. Kestaneleri ekleyip 3 dakika karıştırarak kavurun. Kalan malzemeleri ekleyip 3 dakika karıştırarak pişirin.

Domuz eti ve karides Wontons

4 kişilik

225 g/8 oz kıyılmış (öğütülmüş) domuz eti

2 taze soğan (yeşil soğan), doğranmış

100 gr/4 oz karışık sebze, doğranmış

100 gr/4 oz mantar, doğranmış

225 g/8 oz soyulmuş karides, doğranmış

15 ml/1 yemek kaşığı soya sosu

2.5 ml/½ çay kaşığı tuz

40 wonton derisi

kızartmak için sıvı yağ

Bir tavayı ısıtın ve domuz eti ve taze soğanı hafifçe kızarana kadar kızartın. Kalan malzemeyi karıştırın.

Wontons'u katlamak için, cildi sol avucunuzun içinde tutun ve ortasına biraz doldurun. Kenarları yumurta ile nemlendirin ve cildi bir üçgene katlayın, kenarları kapatın. Köşeleri yumurta ile nemlendirin ve birlikte bükün.

Yağı ısıtın ve wontonları altın kahverengi olana kadar birer birer kızartın. Servis yapmadan önce iyice süzün.

Buğulanmış Kıyılmış Köfte

4 kişilik

2 diş sarımsak, ezilmiş

2.5 ml/½ çay kaşığı tuz

450 g/1 lb kıyılmış (öğütülmüş) domuz eti

1 soğan, doğranmış

1 kırmızı biber, doğranmış

1 yeşil biber, doğranmış

2 adet kök zencefil, doğranmış

5 ml/1 çay kaşığı köri tozu

5 ml/1 çay kaşığı kırmızı biber

1 yumurta, çırpılmış

45 ml/3 yemek kaşığı mısır unu (mısır nişastası)

50 gr/2 oz kısa taneli pirinç

tuz ve taze çekilmiş karabiber

60 ml/4 yemek kaşığı doğranmış frenk soğanı

Sarımsak, tuz, domuz eti, soğan, biber, zencefil, köri tozu ve kırmızı biberi karıştırın. Yumurtayı mısır unu ve pirinçle karışıma yedirin. Tuz ve karabiber ile tatlandırın, ardından chives ile karıştırın. Karışımı ıslak ellerle küçük toplar haline getirin.

Bunları bir buhar sepetine koyun, örtün ve pişene kadar 20 dakika hafifçe kaynar su üzerinde pişirin.

Siyah Fasulye Soslu Yedek Kaburga

4 kişilik

900 g/2 lb domuz eti yedek kaburga

2 diş sarımsak, ezilmiş

2 taze soğan (yeşil soğan), doğranmış

30 ml/2 yemek kaşığı siyah fasulye sosu

30 ml/2 yemek kaşığı pirinç şarabı veya kuru şeri

15 ml/1 yemek kaşığı su

30 ml/2 yemek kaşığı soya sosu

15 ml/1 yemek kaşığı mısır unu (mısır nişastası)

5 ml/1 tatlı kaşığı şeker

120 ml/4 fl oz½ su bardağı su

30 ml/2 yemek kaşığı sıvı yağ

2.5 ml/½ çay kaşığı tuz

120 ml/4 fl oz/½ su bardağı tavuk suyu

Yedek kaburgaları 2,5 cm/1 parçalar halinde kesin. Sarımsak, taze soğan, siyah fasulye sosu, şarap veya şeri, su ve 15 ml/1 yemek kaşığı soya sosunu karıştırın. Kalan soya sosunu mısır unu, şeker ve su ile karıştırın. Yağı ve tuzu ısıtın ve yedek kaburgaları altın kahverengi olana kadar kızartın. Yağı boşaltın.

Sarımsak karışımı ekleyin ve 2 dakika karıştırarak kızartın. Stoku ekleyin, kaynatın, örtün ve 4 dakika pişirin. Mısır unu karışımını ilave edin ve sos berraklaşıp koyulaşana kadar karıştırarak pişirin.

Mangalda Yedek Kaburga

4 kişilik

3 diş sarımsak, ezilmiş
75 ml/5 yemek kaşığı soya sosu
60 ml/4 yemek kaşığı kuru üzüm sosu
60 ml/4 yemek kaşığı pirinç şarabı veya kuru şeri
45 ml/3 yemek kaşığı esmer şeker
30 ml/2 yemek kaşığı domates püresi (salça)
900 g/2 lb domuz eti yedek kaburga
15 ml/1 yemek kaşığı bal

Sarımsak, soya sosu, kuru üzüm sosu, şarap veya şeri, esmer şeker ve domates püresini karıştırın, kaburgaların üzerine dökün, örtün ve gece boyunca marine etmeye bırakın.

Kaburgaları süzün ve altında biraz su bulunan bir kızartma kabındaki rafa yerleştirin. Önceden ısıtılmış fırında 180°C/350°F/gaz işareti 4'te 45 dakika kızartın, ara sıra marine sosuyla yağlayın, 30 ml/2 yemek kaşığı marine turşusu ayırın.

Ayırdığınız turşuyu balla karıştırın ve kaburgaların üzerine sürün. Sıcak bir ızgara altında yaklaşık 10 dakika barbekü veya ızgara yapın (kızartma).

Mangalda Akçaağaç Yedek Kaburga

4 kişilik

900 g/2 lb domuz eti yedek kaburga
60 ml/4 yemek kaşığı akçaağaç şurubu
5 ml/1 çay kaşığı tuz
5 ml/1 tatlı kaşığı şeker
45 ml/3 yemek kaşığı soya sosu
15 ml/1 yemek kaşığı pirinç şarabı veya kuru şeri
1 diş sarımsak, ezilmiş

Yedek kaburgaları 5 cm/2'lik parçalar halinde doğrayın ve bir kaseye koyun. Tüm malzemeleri karıştırın, yedek kaburgaları ekleyin ve iyice karıştırın. Üzerini örtüp bir gece marine etmeye bırakın. Orta ateşte yaklaşık 30 dakika ızgara yapın (kızartma) veya barbekü yapın.

Kızarmış Yedek Kaburga

4 kişilik

900 g/2 lb domuz eti yedek kaburga

120 ml/4 fl oz/½ fincan domates ketçap (kedi)

120 ml/4 fl oz/½ su bardağı şarap sirkesi

60 ml/4 yemek kaşığı mango turşusu

45 ml/3 yemek kaşığı pirinç şarabı veya kuru şeri

2 diş sarımsak, doğranmış

5 ml/1 çay kaşığı tuz

45 ml/3 yemek kaşığı soya sosu

30 ml/2 yemek kaşığı bal

15 ml/1 yemek kaşığı hafif köri tozu

15 ml/1 yemek kaşığı kırmızı biber

kızartmak için sıvı yağ

60 ml/4 yemek kaşığı doğranmış frenk soğanı

Yedek kaburgaları bir kaseye koyun. Yağ ve frenk soğanı dışındaki tüm malzemeleri karıştırın, kaburgaların üzerine dökün, örtün ve en az 1 saat marine etmeye bırakın. Yağı ısıtın ve kaburgaları çıtır çıtır olana kadar kızartın. Frenk soğanı serperek servis yapın.

Pırasalı Yedek Kaburga

4 kişilik

450 g/1 lb domuz eti yedek kaburga

kızartmak için sıvı yağ

250 ml/8 fl oz/1 su bardağı stok

30 ml/2 yemek kaşığı domates ketçap (kedi)

2.5 ml/½ çay kaşığı tuz

2.5 ml/½ çay kaşığı şeker

2 pırasa, parçalar halinde kesilmiş

6 taze soğan (yeşil soğan), parçalar halinde kesilmiş

50 gr/2 oz brokoli çiçeği

5 ml/1 çay kaşığı susam yağı

Yedek kaburgaları 5 cm/2'lik parçalar halinde doğrayın. Yağı ısıtın ve yedek kaburgaları kahverengileşmeye başlayana kadar kızartın. Bunları tavadan çıkarın ve 30 ml/2 yemek kaşığı yağ hariç hepsini dökün. Et suyu, ketçap, tuz ve şekeri ekleyin, kaynatın ve 1 dakika pişirin. Yedek kaburgaları tavaya geri koyun ve yumuşayana kadar yaklaşık 20 dakika pişirin.

Bu arada 30 ml/2 yemek kaşığı sıvı yağı daha ısıtıp pırasa, taze soğan ve brokoliyi yaklaşık 5 dakika kızartın. Susam yağı serpin ve ısıtılmış bir servis tabağına yerleştirin. Yedek kaburgaları ve sosu ortasına dökün ve servis yapın.

Mantarlı Yedek Kaburga

4-6 kişilik

6 adet kurutulmuş Çin mantarı

900 g/2 lb domuz eti yedek kaburga

2 diş yıldız anason

45 ml/3 yemek kaşığı soya sosu

5 ml/1 çay kaşığı tuz

15 ml/1 yemek kaşığı mısır unu (mısır nişastası)

Mantarları 30 dakika ılık suda bekletin ve süzün. Atın ve sapları ve kapakları dilimleyin. Yedek kaburgaları 5 cm/2 parçalar halinde doğrayın. Bir tencerede suyu kaynatın, yedek kaburgaları ekleyin ve 15 dakika pişirin. İyice süzün. Kaburgaları tavaya geri koyun ve soğuk suyla kaplayın. Mantarları, yıldız anasonu, soya sosunu ve tuzu ekleyin. Kaynatın, örtün ve etler yumuşayana kadar yaklaşık 45 dakika pişirin. Mısır ununu biraz soğuk suyla karıştırın, tavada karıştırın ve sos berraklaşıp koyulaşana kadar karıştırarak pişirin.

Portakallı Yedek Kaburga

4 kişilik

900 g/2 lb domuz eti yedek kaburga

5 ml/1 tatlı kaşığı rendelenmiş peynir

5 ml/1 çay kaşığı mısır unu (mısır nişastası)

45 ml/3 yemek kaşığı pirinç şarabı veya kuru şeri

tuz

kızartmak için sıvı yağ

15 ml/1 yemek kaşığı su

2.5 ml/½ çay kaşığı şeker

15 ml/1 yemek kaşığı domates püresi (salça)

2.5 ml/½ çay kaşığı biber sosu

1 portakalın rendelenmiş kabuğu

1 portakal, dilimlenmiş

Yedek pirzolaları küp küp doğrayın ve peynir, mısır unu, 5 ml/1 çay kaşığı şarap veya şeri ve bir tutam tuz ile karıştırın. 30 dakika marine etmeye bırakın. Yağı ısıtın ve kaburgaları altın kahverengi olana kadar yaklaşık 3 dakika kızartın. 15 ml/1 yemek kaşığı yağı bir wokta ısıtın, su, şeker, domates püresi, biber sosu, portakal kabuğu ve kalan şarap veya şeri ekleyin ve 2 dakika hafifçe ısıtın. Domuz eti ekleyin ve iyice kaplanana kadar karıştırın. Isıtılmış bir servis tabağına aktarın ve portakal dilimleri ile süsleyerek servis yapın.

Ananas Yedek Kaburga

4 kişilik

900 g/2 lb domuz eti yedek kaburga
600 ml/1 pt/2½ su bardağı su
30 ml/2 yemek kaşığı yerfıstığı (fıstık) yağı
2 diş sarımsak, ince doğranmış
Meyve suyunda 200 g/7 oz konserve ananas parçaları
120 ml/4 fl oz/½ su bardağı tavuk suyu
60 ml/4 yemek kaşığı şarap sirkesi
50 gr/2 oz/¼ fincan esmer şeker
15 ml/1 yemek kaşığı soya sosu
15 ml/1 yemek kaşığı mısır unu (mısır nişastası)
3 taze soğan (yeşil soğan), doğranmış

Domuz eti ve suyu bir tencereye koyun, kaynatın, örtün ve 20 dakika pişirin. İyice süzün.

Yağı ısıtın ve sarımsakları hafifçe kızarana kadar kızartın. Kaburgaları ekleyin ve yağda iyice kaplanana kadar karıştırarak kızartın. Ananas parçalarını boşaltın ve et suyu, şarap sirkesi, şeker ve soya sosuyla birlikte tavaya 120 ml/4 fl oz/½ fincan meyve suyu ekleyin. Kaynatın, örtün ve 10 dakika pişirin. Süzülen ananası ekleyin. Mısır ununu biraz suyla karıştırın, sosa karıştırın ve sos berraklaşıp koyulaşana kadar karıştırarak pişirin. Taze soğan serperek servis yapın.

Çıtır Karides Yedek Kaburga

4 kişilik

900 g/2 lb domuz eti yedek kaburga
450 gr/1 lb soyulmuş karides
5 ml/1 tatlı kaşığı şeker
tuz ve taze çekilmiş karabiber
30 ml/2 yemek kaşığı sade (çok amaçlı) un
1 yumurta, hafifçe dövülmüş
100 gr/4 oz galeta unu
kızartmak için sıvı yağ

Yedek kaburgaları 5 cm/2 parçalar halinde kesin. Etin birazını kesin ve karides, şeker, tuz ve karabiberle kıyın. Karışımı yapışkan hale getirmek için un ve yeterince yumurtayı karıştırın. Yedek kaburga parçalarını bastırın ve ardından galeta unu serpin.

Yağı ısıtın ve yedek kaburgaları yüzeye çıkana kadar kızartın. İyice süzün ve sıcak servis yapın.

Pirinç Şarabı ile Yedek Kaburga

4 kişilik

900 g/2 lb domuz eti yedek kaburga

450 ml/¾ pt/2 su bardağı su

60 ml/4 yemek kaşığı soya sosu

5 ml/1 çay kaşığı tuz

30 ml/2 yemek kaşığı pirinç şarabı

5 ml/1 tatlı kaşığı şeker

Kaburgaları 2,5 cm/1 parçalar halinde kesin. Su, soya sosu ve tuzu bir tencereye koyun, kaynatın, örtün ve 1 saat pişirin. İyice süzün. Bir tavayı ısıtın ve yedek kaburgaları, pirinç şarabını ve şekeri ekleyin. Sıvı buharlaşana kadar yüksek ateşte karıştırarak pişirin.

Susamlı Yedek Kaburga

4 kişilik

900 g/2 lb domuz eti yedek kaburga

1 yumurta

30 ml/2 yemek kaşığı sade (çok amaçlı) un

5 ml/1 tatlı kaşığı patates unu

45 ml/3 yemek kaşığı su

kızartmak için sıvı yağ

30 ml/2 yemek kaşığı yerfıstığı (fıstık) yağı

30 ml/2 yemek kaşığı domates ketçap (kedi)

30 ml/2 yemek kaşığı esmer şeker

10 ml/2 çay kaşığı şarap sirkesi

45 ml/3 yemek kaşığı susam

4 marul yaprağı

Yedek kaburgaları 10 cm/4'lük parçalar halinde doğrayın ve bir kaseye koyun. Yumurtayı un, patates unu ve su ile karıştırın, yedek kaburgalara karıştırın ve 4 saat bekletin.

Yağı ısıtın ve yedek kaburgaları altın rengine kadar kızartın, ardından çıkarın ve boşaltın. Yağı ısıtın ve domates ketçapını, esmer şekeri, şarap sirkesini birkaç dakika kızartın. Yedek kaburgaları ekleyin ve iyice kaplanana kadar karıştırarak kızartın. Susam serpin ve 1 dakika karıştırarak kızartın. Isıtılmış bir servis tabağına marul yapraklarını yerleştirin, üzerine yedek kaburgaları yerleştirin ve servis yapın.

Tatlı Ve Ekşi Kaburga

4 kişilik

900 g/2 lb domuz eti yedek kaburga

600 ml/1 pt/2½ su bardağı su

30 ml/2 yemek kaşığı yerfıstığı (fıstık) yağı

2 diş sarımsak, ezilmiş

5 ml/1 çay kaşığı tuz

100 gr/4 oz/½ fincan esmer şeker

75 ml/5 yemek kaşığı tavuk suyu

60 ml/4 yemek kaşığı şarap sirkesi

Şurup içinde 100 gr/4 oz konserve ananas parçaları

15 ml/1 yemek kaşığı domates püresi (salça)

15 ml/1 yemek kaşığı soya sosu

15 ml/1 yemek kaşığı mısır unu (mısır nişastası)

30 ml/2 yemek kaşığı kurutulmuş hindistan cevizi

Domuz eti ve suyu bir tencereye koyun, kaynatın, örtün ve 20 dakika pişirin. İyice süzün.

Yağı ısıtın ve kaburgaları sarımsak ve tuzla kızarana kadar kızartın. Şeker, et suyu ve şarap sirkesini ekleyin ve kaynatın. Ananası süzün ve domates püresi, soya sosu ve mısır unu ile tavaya 30 ml/2 yemek kaşığı şurup ekleyin. İyice karıştırın ve sos temizlenene ve kalınlaşana kadar karıştırarak pişirin. Ananası ekleyin, 3 dakika pişirin ve hindistan cevizi serperek servis yapın.

Sote Yedek Kaburga

4 kişilik

900 g/2 lb domuz eti yedek kaburga

1 yumurta, çırpılmış

5 ml/1 tatlı kaşığı soya sosu

5 ml/1 çay kaşığı tuz

10 ml/2 çay kaşığı mısır unu (mısır nişastası)

10 ml/2 tatlı kaşığı şeker

60 ml/4 yemek kaşığı yerfıstığı (fıstık) yağı

250 ml/8 fl oz/1 su bardağı şarap sirkesi

250 ml/8 fl oz/1 su bardağı su

250 ml/8 fl oz/1 su bardağı pirinç şarabı veya kuru şeri

Yedek kaburgaları bir kaseye koyun. Yumurtayı soya sosu, tuz, mısır ununun yarısı ve şekerin yarısı ile karıştırın, yedek kaburgalara ekleyin ve iyice karıştırın. Yağı ısıtın ve yedek kaburgaları kızarana kadar kızartın. Kalan malzemeleri ekleyin, kaynatın ve sıvı neredeyse buharlaşana kadar pişirin.

Domatesli Yedek Kaburga

4 kişilik

900 g/2 lb domuz eti yedek kaburga

75 ml/5 yemek kaşığı soya sosu

30 ml/2 yemek kaşığı pirinç şarabı veya kuru şeri

2 yumurta, çırpılmış

45 ml/3 yemek kaşığı mısır unu (mısır nişastası)

kızartmak için sıvı yağ

45 ml/3 yemek kaşığı yer fıstığı (fıstık) yağı

1 soğan, ince dilimlenmiş

250 ml/8 fl oz/1 su bardağı tavuk suyu

60 ml/4 yemek kaşığı domates ketçap (kedi)

10 ml/2 tatlı kaşığı esmer şeker

Yedek kaburgaları 2,5 cm/1 parçalar halinde kesin. 60 ml/4 yemek kaşığı soya sosu ve şarap veya şeri ile karıştırın ve ara sıra karıştırarak 1 saat marine etmeye bırakın. Drenaj, marinayı atın. Yedek kaburgaları önce yumurtaya sonra mısır unuyla kaplayın. Yağı ısıtın ve kaburgaları birer birer altın rengi olana kadar kızartın. İyice süzün. Yer fıstığı (fıstık) yağını ısıtın ve soğanı yarı saydam olana kadar kızartın. Stok, kalan soya sosu, ketçap ve esmer şekeri ekleyin ve karıştırarak 1 dakika pişirin. Kaburgaları ekleyin ve 10 dakika pişirin.

Barbekü-Kızartma Domuz Eti

4-6 kişilik

1,25 kg/3 lb kemikli domuz omzu

2 diş sarımsak, ezilmiş

2 taze soğan (yeşil soğan), doğranmış

250 ml/8 fl oz/1 su bardağı soya sosu

120 ml/4 fl oz/½ fincan pirinç şarabı veya kuru şeri

100 gr/4 oz/½ fincan esmer şeker

5 ml/1 çay kaşığı tuz

Domuzu bir kaseye koyun. Kalan malzemeleri karıştırın, domuz eti üzerine dökün, örtün ve 3 saat marine etmeye bırakın. Domuz etini ve marine etini bir kızartma kabına aktarın ve önceden ısıtılmış 200°C/400°F/gaz işareti 6'da 10 dakika kızartın. Domuz eti pişene kadar 1¾ saat boyunca sıcaklığı 160 °C/325 °F/gaz işareti 3'e düşürün.

Hardallı Soğuk Domuz Eti

4 kişilik

1 kg / 2 lb kemikli kızartma domuz eti

250 ml/8 fl oz/1 su bardağı soya sosu

120 ml/4 fl oz/½ fincan pirinç şarabı veya kuru şeri

100 gr/4 oz/½ fincan esmer şeker

3 taze soğan (yeşil soğan), doğranmış

5 ml/1 çay kaşığı tuz

30 ml/2 yemek kaşığı hardal tozu

Domuzu bir kaseye koyun. Hardal hariç kalan tüm malzemeleri karıştırın ve domuz eti üzerine dökün. Sık sık teyelleyerek en az 2 saat marine etmeye bırakın. Bir kızartma kabını folyo ile hizalayın ve domuz eti teneke içindeki bir rafta bekletin. Önceden ısıtılmış bir fırında 200°C/400°F/gaz işareti 6'da 10 dakika kızartın, ardından domuz eti yumuşayana kadar 1¾ saat daha sıcaklığı 160°C/325°F/gaz işareti 3'e düşürün. Soğumaya bırakın, ardından buzdolabında soğutun. Çok ince dilimleyin. Domuz eti ile servis etmek için kremsi bir macun yapmak için hardal tozunu yeteri kadar suyla karıştırın.

Çin Domuz Eti

Servis 6

1,25 kg/3 lb domuz eti, kalın dilimlenmiş

2 diş sarımsak, ince doğranmış

30 ml/2 yemek kaşığı pirinç şarabı veya kuru şeri

15 ml/1 yemek kaşığı esmer şeker

15 ml/1 yemek kaşığı bal

90 ml/6 yemek kaşığı soya sosu

2.5 ml/½ çay kaşığı beş baharat tozu

Domuz eti sığ bir tabağa yerleştirin. Kalan malzemeleri karıştırın, domuz etinin üzerine dökün, üzerini örtün ve ara sıra çevirerek ve kızartarak bir gece buzdolabında marine edin.

Domuz dilimlerini biraz suyla dolu bir kızartma kabına rafa yerleştirin ve marine sosuyla iyice yağlayın. 180°C/350°F/gaz işareti 5'te önceden ısıtılmış fırında, domuz eti pişene kadar ara sıra yağlayarak yaklaşık 1 saat kızartın.

Ispanaklı domuz eti

6-8 kişilik

30 ml/2 yemek kaşığı yerfıstığı (fıstık) yağı

1,25 kg/3 lb domuz filetosu

250 ml/8 fl oz/1 su bardağı tavuk suyu

15 ml/1 yemek kaşığı esmer şeker

60 ml/4 yemek kaşığı soya sosu

900 gr/2 lb ıspanak

Yağı ısıtın ve domuz eti her taraftan kızartın. Yağın çoğunu dökün. Et suyu, şeker ve soya sosunu ekleyin, kaynatın, kapağını kapatın ve domuz eti pişene kadar yaklaşık 2 saat pişirin. Eti tavadan çıkarın ve hafifçe soğumaya bırakın, ardından dilimleyin. Tavaya ıspanakları ekleyin ve yumuşayana kadar hafifçe karıştırarak pişirin. Ispanakları süzün ve ısıtılmış bir servis tabağına alın. Domuz dilimleri ile doldurun ve servis yapın.

Kızarmış Domuz Topları

4 kişilik

450 g/1 lb kıyılmış (öğütülmüş) domuz eti
1 dilim zencefil kökü, kıyılmış
15 ml/1 yemek kaşığı mısır unu (mısır nişastası)
15 ml/1 yemek kaşığı su
2.5 ml/½ çay kaşığı tuz
10 ml/2 tatlı kaşığı soya sosu
kızartmak için sıvı yağ

Domuz eti ve zencefili karıştırın. Mısır unu, su, tuz ve soya sosunu karıştırın, ardından karışımı domuz eti ile karıştırın ve iyice karıştırın. Ceviz büyüklüğünde toplar yapın. Yağı ısıtın ve domuz toplarını yağın üstüne çıkana kadar kızartın. Yağdan çıkarın ve tekrar ısıtın. Domuzu tavaya geri koyun ve 1 dakika kızartın. İyice süzün.

Domuz Eti ve Karidesli Yumurta Ruloları

4 kişilik

30 ml/2 yemek kaşığı yerfıstığı (fıstık) yağı

225 g/8 oz kıyılmış (öğütülmüş) domuz eti

225 gr/8 oz karides

100 gr/4 oz Çin yaprağı, kıyılmış

100 g/4 oz bambu filizi, şeritler halinde kesilmiş

100 gr/4 oz kestane, şeritler halinde kesilmiş

10 ml/2 tatlı kaşığı soya sosu

5 ml/1 çay kaşığı tuz

5 ml/1 tatlı kaşığı şeker

3 adet taze soğan (yeşil soğan), ince doğranmış

8 yumurta rulo derileri

kızartmak için sıvı yağ

Yağı ısıtın ve eti mühürlenene kadar kızartın. Karidesleri ekleyin ve 1 dakika karıştırarak kızartın. Çin yapraklarını, bambu filizlerini, kestaneleri, soya sosunu, tuzu ve şekeri ekleyip 1 dakika karıştırarak kızartın, ardından kapağını kapatıp 5 dakika pişirin. Taze soğanları karıştırın, bir kevgir haline getirin ve süzülmeye bırakın.

Doldurma karışımından birkaç kaşık dolusu yumurta rulosunun ortasına koyun, altını katlayın, yanlara doğru katlayın, sonra yukarı doğru yuvarlayın ve dolguyu kapatın. Kenarı biraz un ve su karışımıyla kapatın ve 30 dakika kurumaya bırakın. Yağı ısıtın ve yumurta rulolarını gevrek ve altın rengi kahverengi olana kadar yaklaşık 10 dakika kızartın. Servis yapmadan önce iyice süzün.

Buğulanmış Kıyılmış Domuz Eti

4 kişilik

450 g/1 lb kıyılmış (öğütülmüş) domuz eti
5 ml/1 çay kaşığı mısır unu (mısır nişastası)
2.5 ml/½ çay kaşığı tuz
10 ml/2 tatlı kaşığı soya sosu

Domuz eti kalan malzemelerle karıştırın ve karışımı düz bir fırına dayanıklı kaba yayın. Kaynar suyun üzerine bir buharlı pişiriciye koyun ve pişene kadar yaklaşık 30 dakika buharda pişirin. Sıcak servis yapın.

Yengeç Etli Kızarmış Domuz Eti

4 kişilik

225 g/8 oz yengeç eti, kuşbaşı

100 gr/4 oz mantar, doğranmış

100 g/4 oz bambu filizi, doğranmış

5 ml/1 çay kaşığı mısır unu (mısır nişastası)

2.5 ml/½ çay kaşığı tuz

225 g/8 oz pişmiş domuz eti, dilimlenmiş

1 yumurta beyazı, hafifçe dövülmüş

kızartmak için sıvı yağ

15 ml/1 yemek kaşığı doğranmış taze yassı maydanoz

Yengeç eti, mantarlar, bambu filizleri, mısır ununun çoğu ve tuzu karıştırın. Eti 5 cm/2 kare şeklinde kesin. Yengeç eti karışımıyla sandviç yapın. Yumurta beyazına bulayın. Yağı ısıtın ve sandviçleri birer birer altın rengi olana kadar kızartın. İyice süzün. Maydanoz serperek servis yapın.

Fasulye filizli domuz eti

4 kişilik

30 ml/2 yemek kaşığı yerfıstığı (fıstık) yağı

2.5 ml/½ çay kaşığı tuz

2 diş sarımsak, ezilmiş

450 g/1 lb fasulye filizi

225 g/8 oz pişmiş domuz eti, küp doğranmış

120 ml/4 fl oz/½ su bardağı tavuk suyu

15 ml/1 yemek kaşığı soya sosu

15 ml/1 yemek kaşığı pirinç şarabı veya kuru şeri

5 ml/1 tatlı kaşığı şeker

15 ml/1 yemek kaşığı mısır unu (mısır nişastası)

2.5 ml/½ çay kaşığı susam yağı

3 taze soğan (yeşil soğan), doğranmış

Yağı ısıtın ve tuzu ve sarımsağı hafifçe kızarana kadar kızartın. Fasulye filizi ve domuz eti ekleyin ve 2 dakika karıştırarak kızartın. Stokun yarısını ekleyin, kaynatın, örtün ve 3 dakika pişirin. Kalan stoğu diğer malzemelerle karıştırın, tavaya karıştırın, tekrar kaynatın ve karıştırarak 4 dakika pişirin. Taze soğan serperek servis yapın.

sarhoş domuz

Servis 6

1,25 kg/3 lb kemiksiz haddelenmiş domuz eti

30 ml/2 yemek kaşığı tuz

taze kara biber

1 taze soğan (yeşil soğan), doğranmış

2 diş sarımsak, doğranmış

1 şişe kuru beyaz şarap

Domuz eti bir tencereye koyun ve tuz, karabiber, taze soğan ve sarımsak ekleyin. Kaynar suyla örtün, kaynatın, örtün ve 30 dakika pişirin. Domuz eti tavadan çıkarın, soğumaya bırakın ve 6 saat veya gece boyunca buzdolabında kurutun. Domuz eti büyük parçalar halinde kesin ve vidalı büyük bir kavanoza koyun. Şarapla örtün, kapatın ve en az 1 hafta buzdolabında saklayın.

Buğulanmış Domuz Eti

6-8 kişilik

1 küçük domuz budu

90 ml/6 yemek kaşığı soya sosu

450 ml/¾ pt/2 su bardağı su

45 ml/3 yemek kaşığı esmer şeker

15 ml/1 yemek kaşığı pirinç şarabı veya kuru şeri

30 ml/2 yemek kaşığı yerfıstığı (fıstık) yağı

3 diş sarımsak, ezilmiş

450 gr/1 lb ıspanak

2.5 ml/½ çay kaşığı tuz

30 ml/2 yemek kaşığı mısır unu (mısır nişastası)

Domuz derisini sivri uçlu bir bıçakla delin ve ardından 30 ml/2 yemek kaşığı soya sosuyla ovalayın. Su ile ağır bir tencereye koyun, kaynatın, örtün ve 40 dakika pişirin. Süzün, sıvıyı saklayın ve domuz eti soğumaya bırakın, ardından ısıya dayanıklı bir kaba koyun.

15 ml/1 yemek kaşığı şeker, şarap veya şeri ve 30 ml/2 yemek kaşığı soya sosunu karıştırıp domuz etinin üzerine sürün. Yağı ısıtın ve sarımsakları hafifçe kızarana kadar kızartın. Kalan şeker ve soya sosunu ekleyin, karışımı domuz etinin üzerine dökün ve kaseyi kapatın. Kaseyi bir wok içine koyun ve kenarları yarısına kadar gelecek şekilde suyla doldurun. Örtün ve yaklaşık 1½ saat buharlayın, gerekirse kaynar su ekleyin. Ispanağı 5 cm/2'lik parçalar halinde kesin ve üzerine tuz serpin. Bir tencerede suyu kaynatın ve ardından ıspanakların üzerine dökün. Ispanak yumuşamaya başlayana kadar 2 dakika bekletin, sonra süzün ve ısıtılmış bir servis tabağına yerleştirin. Domuz eti üstüne yerleştirin. Domuz eti suyunu kaynama noktasına getirin. Mısır

ununu biraz suyla karıştırın, stoğa karıştırın ve sos berraklaşıp koyulaşana kadar karıştırarak pişirin. Domuz eti üzerine dökün ve servis yapın.

Sebzeli Tavada Kızarmış Domuz Eti

4 kişilik

50 gr/2 oz/½ fincan beyazlatılmış badem
30 ml/2 yemek kaşığı yerfıstığı (fıstık) yağı
tuz
100 gr/4 oz mantar, doğranmış

100 g/4 oz bambu filizi, doğranmış

1 soğan, doğranmış

2 sap kereviz, doğranmış

100 g/4 oz mangetout (bezelye), doğranmış

4 adet su kestanesi, doğranmış

1 taze soğan (yeşil soğan), doğranmış

20 ml/4 fl oz/½ su bardağı tavuk suyu

225 g/8 oz Barbekü-Roast Domuz Eti, küp doğranmış

15 ml/1 yemek kaşığı mısır unu (mısır nişastası)

45 ml/3 yemek kaşığı su

2.5 ml/½ çay kaşığı şeker

taze kara biber

Bademleri hafif kızarana kadar kavurun. Yağı ve tuzu ısıtın, ardından sebzeleri ekleyin ve yağ ile kaplanana kadar 2 dakika karıştırarak kızartın. Et suyunu ekleyin, kaynatın, kapağını kapatın ve sebzeler neredeyse pişene, ancak yine de gevrek olana kadar 2 dakika pişirin. Domuz eti ekleyin ve ısıtın. Mısır unu, su, şeker ve karabiberi karıştırın ve sosa karıştırın. Sos temizlenene ve kalınlaşana kadar karıştırarak pişirin.

İki Pişmiş Domuz Eti

4 kişilik

45 ml/3 yemek kaşığı yer fıstığı (fıstık) yağı

6 taze soğan (yeşil soğan), doğranmış

1 diş sarımsak, ezilmiş

1 dilim zencefil kökü, doğranmış

2.5 ml/½ çay kaşığı tuz

225 g/8 oz pişmiş domuz eti, küp doğranmış

15 ml/1 yemek kaşığı soya sosu

15 ml/1 yemek kaşığı pirinç şarabı veya kuru şeri

30 ml/2 yemek kaşığı biber salçası

Yağı ısıtın ve taze soğan, sarımsak, zencefil ve tuzu hafifçe kızarana kadar kızartın. Domuz eti ekleyin ve 2 dakika karıştırarak kızartın. Soya sosu, şarap veya şeri ve kırmızı biber salçasını ekleyin ve 3 dakika karıştırarak kızartın.

Mangetout ile Domuz Böbrekleri

4 kişilik

4 domuz böbreği, yarıya bölünmüş ve özlü

30 ml/2 yemek kaşığı yerfıstığı (fıstık) yağı

2.5 ml/½ çay kaşığı tuz

1 dilim zencefil kökü, kıyılmış

3 sap kereviz, doğranmış

1 soğan, doğranmış

30 ml/2 yemek kaşığı soya sosu

15 ml/1 yemek kaşığı pirinç şarabı veya kuru şeri

5 ml/1 tatlı kaşığı şeker

60 ml/4 yemek kaşığı tavuk suyu

225 g/8 oz mangetout (kar bezelyesi)

15 ml/1 yemek kaşığı mısır unu (mısır nişastası)

45 ml/3 yemek kaşığı su

Böbrekleri 10 dakika kaynattıktan sonra süzün ve soğuk suda durulayın. Yağı ısıtın ve tuzu ve zencefili birkaç saniye kızartın. Böbrekleri ekleyin ve yağ ile kaplanana kadar 30 saniye karıştırarak kızartın. Kereviz ve soğanı ekleyip 2 dakika karıştırarak kavurun. Soya sosu, şarap veya şeri ve şekeri ekleyin ve 1 dakika karıştırarak kızartın. Stoku ekleyin, kaynatın, örtün ve 1 dakika pişirin. Mangetout'u karıştırın, örtün ve 1 dakika pişirin. Mısır unu ve suyu karıştırın, ardından sosa karıştırın ve sos berraklaşıp koyulaşana kadar pişirin. Bir kerede servis yapın.

Kestaneli Kırmızı Pişmiş Jambon

4-6 kişilik

1,25 kg/3 lb jambon

2 taze soğan (yeşil soğan), yarıya

2 diş sarımsak, ezilmiş

45 ml/3 yemek kaşığı esmer şeker

30 ml/2 yemek kaşığı pirinç şarabı veya kuru şeri

60 ml/4 yemek kaşığı soya sosu

450 ml/¾ pt/2 su bardağı su

350 gr/12 oz kestane

Jambonu taze soğan, sarımsak, şeker, şarap veya şeri, soya sosu ve su ile birlikte bir tencereye koyun. Kaynatın, örtün ve jambonu ara sıra çevirerek yaklaşık 1½ saat pişirin. Kestaneleri kaynar suda 5 dakika haşladıktan sonra süzün. Jambonu ekleyin, kapatın ve jambonu bir veya iki kez çevirerek 1 saat daha pişirin.

Kızarmış Jambon ve Yumurta Topları

4 kişilik

225 g/8 oz füme jambon, kıyılmış

2 taze soğan (yeşil soğan), kıyılmış

3 yumurta, çırpılmış

4 dilim bayat ekmek

10 ml/2 yemek kaşığı sade (çok amaçlı) un

2.5 ml/½ çay kaşığı tuz

kızartmak için sıvı yağ

Jambon, taze soğan ve yumurtaları karıştırın. Ekmeği kırıntı haline getirin ve un ve tuzla jambonun içine karıştırın. Ceviz büyüklüğünde toplar yapın. Yağı ısıtın ve köfteleri altın kahverengi olana kadar kızartın. Mutfak kağıdına iyice süzün.

jambon ve ananas

4 kişilik

4 adet kurutulmuş Çin mantarı
15 ml/1 yemek kaşığı yerfıstığı (fıstık) yağı
1 diş sarımsak, ezilmiş
50 gr/2 oz kestane, dilimlenmiş
50 gr/2 oz bambu filizi
225 g/8 oz jambon, doğranmış
Meyve suyunda 225 g/8 oz konserve ananas parçaları
120 ml/4 fl oz/½ su bardağı tavuk suyu
15 ml/1 yemek kaşığı soya sosu

15 ml/1 yemek kaşığı mısır unu (mısır nişastası)

Mantarları 30 dakika ılık suda bekletin ve süzün. Sapları atın ve kapakları dilimleyin. Yağı ısıtın ve sarımsakları hafifçe kızarana kadar kızartın. Mantarları, kestaneleri ve bambu filizlerini ekleyip 2 dakika karıştırarak kavurun. Jambonu ve süzülmüş ananas parçalarını ekleyin ve 1 dakika karıştırarak kızartın. Ananasın suyunu, tavuk suyunun çoğunu ve soya sosunu 30 ml/2 yemek kaşığı ekleyin. Kaynatın, örtün ve 5 dakika pişirin. Mısır ununu kalan stokla karıştırın ve sosa karıştırın. Sos temizlenene ve kalınlaşana kadar karıştırarak pişirin.

Jambon ve Ispanaklı Kızartma

4 kişilik

30 ml/2 yemek kaşığı yerfıstığı (fıstık) yağı

2.5 ml/½ çay kaşığı tuz

1 diş sarımsak, kıyılmış

2 taze soğan (yeşil soğan), doğranmış

225 g/8 oz jambon, doğranmış

450 gr/1 lb ıspanak, doğranmış

60 ml/4 yemek kaşığı tavuk suyu

15 ml/1 yemek kaşığı mısır unu (mısır nişastası)

15 ml/1 yemek kaşığı soya sosu

45 ml/3 yemek kaşığı su

5 ml/1 tatlı kaşığı şeker

Yağı ısıtın ve tuz, sarımsak ve taze soğanı hafifçe kızarana kadar kızartın. Jambonu ekleyin ve 1 dakika karıştırarak kızartın. Ispanağı ekleyin ve yağla kaplanana kadar karıştırın. Et suyunu ekleyin, kaynatın, örtün ve ıspanak solmaya başlayana kadar 2 dakika pişirin. Mısır unu, soya sosu, su ve şekeri karıştırın, ardından tavaya karıştırın. Sos kalınlaşana kadar karıştırarak kaynatın.

Basit Tavuk Tavada Kızartma

4 kişilik

1 tavuk göğsü, ince dilimlenmiş

2 dilim zencefil kökü, kıyılmış

2 taze soğan (yeşil soğan), kıyılmış

15 ml/1 yemek kaşığı mısır unu (mısır nişastası)

15 ml/1 yemek kaşığı pirinç şarabı veya kuru şeri

30 ml/2 yemek kaşığı su

2.5 ml/½ çay kaşığı tuz

45 ml/3 yemek kaşığı yer fıstığı (fıstık) yağı

100 g/4 oz bambu filizi, dilimlenmiş

100 gr/4 oz mantar, dilimlenmiş

100 gr/4 oz fasulye filizi

15 ml/1 yemek kaşığı soya sosu

5 ml/1 tatlı kaşığı şeker

120 ml/4 fl oz/½ su bardağı tavuk suyu

Tavukları bir kaseye koyun. Zencefil, taze soğan, mısır unu, şarap veya şeri, su ve tuzu karıştırın, tavuğa karıştırın ve 1 saat bekletin. Yağın yarısını ısıtın ve tavuğu hafifçe kızarana kadar kızartın, ardından tavadan çıkarın. Kalan yağı ısıtın ve bambu filizlerini, mantarları ve fasulye filizlerini 4 dakika karıştırarak kızartın. Soya sosu, şeker ve et suyunu ekleyin, kaynatın, kapağını kapatın ve sebzeler yumuşayıncaya kadar 5 dakika pişirin. Tavuğu tavaya geri koyun, iyice karıştırın ve servis yapmadan önce hafifçe tekrar ısıtın.

Domates Soslu Tavuk

4 kişilik

30 ml/2 yemek kaşığı yerfıstığı (fıstık) yağı
5 ml/1 çay kaşığı tuz
2 diş sarımsak, ezilmiş
450 gr/1 lb tavuk, küp doğranmış
300 ml/½ pt/1¼ su bardağı tavuk suyu
120 ml/4 fl oz/½ fincan domates ketçap (kedi)
15 ml/1 yemek kaşığı mısır unu (mısır nişastası)
4 taze soğan (yeşil soğan), dilimlenmiş

Sarımsak hafifçe altın rengi olana kadar yağı tuz ve sarımsakla ısıtın. Tavukları ekleyip hafif pembeleşene kadar karıştırarak pişirin. Stokun çoğunu ekleyin, kaynatın, örtün ve tavuk yumuşayana kadar yaklaşık 15 dakika pişirin. Kalan stoğu ketçap ve mısır unu ile karıştırın ve tavaya karıştırın. Sos kalınlaşana ve temizlenene kadar karıştırarak pişirin. Sos çok inceyse, azalana kadar bir süre kaynamaya bırakın. Taze soğanları ekleyin ve servis yapmadan önce 2 dakika pişirin.

Domatesli Tavuk

4 kişilik

225 g/8 oz tavuk, doğranmış

15 ml/1 yemek kaşığı mısır unu (mısır nişastası)

15 ml/1 yemek kaşığı soya sosu

15 ml/1 yemek kaşığı pirinç şarabı veya kuru şeri

45 ml/3 yemek kaşığı yer fıstığı (fıstık) yağı

1 soğan, doğranmış

60 ml/4 yemek kaşığı tavuk suyu

5 ml/1 çay kaşığı tuz

5 ml/1 tatlı kaşığı şeker

2 domates, kabuğu soyulmuş ve küp küp doğranmış

Tavuğu mısır unu, soya sosu ve şarap veya şeri ile karıştırın ve 30 dakika bekletin. Yağı ısıtın ve tavukları hafif renk alana kadar kızartın. Soğanı ekleyin ve yumuşayana kadar karıştırarak kavurun. Et suyu, tuz ve şekeri ekleyin, kaynatın ve tavuk pişene kadar kısık ateşte hafifçe karıştırın. Domatesleri ekleyin ve ısınana kadar karıştırın.

Domatesli Haşlanmış Tavuk

4 kişilik

4 tavuk porsiyonu

4 domates, kabuğu soyulmuş ve dörde bölünmüş

15 ml/1 yemek kaşığı pirinç şarabı veya kuru şeri

15 ml/1 yemek kaşığı yerfıstığı (fıstık) yağı

tuz

Tavuğu bir tencereye koyun ve sadece soğuk su ile örtün. Kaynatın, örtün ve 20 dakika pişirin. Domates, şarap veya şeri, yağ ve tuzu ekleyin, kapağını kapatın ve tavuk pişene kadar 10 dakika daha pişirin. Tavuğu ısıtılmış bir servis tabağına alın ve dilimleyerek servis yapın. Sosu tekrar ısıtın ve servis yapmak için tavuğun üzerine dökün.

Siyah Fasulye Soslu Tavuk ve Domates

4 kişilik

45 ml/3 yemek kaşığı yer fıstığı (fıstık) yağı

1 diş sarımsak, ezilmiş

45 ml/3 yemek kaşığı siyah fasulye sosu

225 g/8 oz tavuk, doğranmış

15 ml/1 yemek kaşığı pirinç şarabı veya kuru şeri

5 ml/1 tatlı kaşığı şeker

15 ml/1 yemek kaşığı soya sosu

90 ml/6 yemek kaşığı tavuk suyu

3 domates, kabuğu soyulmuş ve dörde bölünmüş

10 ml/2 çay kaşığı mısır unu (mısır nişastası)

45 ml/3 yemek kaşığı su

Yağı ısıtın ve sarımsakları 30 saniye kızartın. Siyah fasulye sosunu ekleyin ve 30 saniye kızartın, ardından tavuğu ekleyin ve iyice yağla kaplanana kadar karıştırın. Şarap veya şeri, şeker, soya sosu ve et suyunu ekleyin, kaynatın, kapağını kapatın ve tavuk pişene kadar yaklaşık 5 dakika pişirin. Mısır unu ve suyu bir macun kıvamına gelene kadar karıştırın, tavada karıştırın ve sos berraklaşıp koyulaşana kadar karıştırarak pişirin.

Sebzeli Çabuk Pişmiş Tavuk

4 kişilik

1 yumurta beyazı

50 gr/2 oz mısır unu (mısır nişastası)

225 g/8 oz tavuk göğsü, şeritler halinde kesilmiş

75 ml/5 yemek kaşığı yerfıstığı (fıstık) yağı

200 g/7 oz bambu filizleri, şeritler halinde kesilmiş

50 gr/2 oz fasulye filizi

1 yeşil biber, şeritler halinde kesilmiş

3 taze soğan (yeşil soğan), dilimlenmiş

1 dilim zencefil kökü, kıyılmış

1 diş sarımsak, kıyılmış

15 ml/1 yemek kaşığı pirinç şarabı veya kuru şeri

Yumurta akı ve mısır ununu çırpın, ardından tavuk şeritlerini karışıma batırın. Yağı orta derecede ısıtın ve tavuğu pişene kadar birkaç dakika kızartın. Tavadan çıkarın ve iyice boşaltın. Bambu filizlerini, fasulye filizini, biberi, soğanı, zencefili ve sarımsağı tavaya ekleyin ve 3 dakika karıştırarak kızartın. Şarap veya şeri ekleyin ve tavuğu tavaya geri koyun. Servis yapmadan önce iyice karıştırın ve ısıtın.

cevizli tavuk

4 kişilik

45 ml/3 yemek kaşığı yer fıstığı (fıstık) yağı

2 taze soğan (yeşil soğan), doğranmış

1 dilim zencefil kökü, kıyılmış

450 gr/1 lb tavuk göğsü, çok ince dilimlenmiş

50 gr/2 oz jambon, rendelenmiş

30 ml/2 yemek kaşığı soya sosu

30 ml/2 yemek kaşığı pirinç şarabı veya kuru şeri

5 ml/1 tatlı kaşığı şeker

5 ml/1 çay kaşığı tuz

100 gr/4 oz/1 su bardağı ceviz, kıyılmış

Yağı ısıtın ve soğanları ve zencefili 1 dakika karıştırarak kızartın. Tavuğu ve jambonu ekleyin ve neredeyse pişene kadar 5 dakika karıştırın. Soya sosu, şarap veya şeri, şeker ve tuzu ekleyin ve 3 dakika karıştırarak kızartın. Cevizleri ekleyin ve malzemeler iyice karışana kadar 1 dakika karıştırın.

cevizli tavuk

4 kişilik

100 gr/4 oz/1 su bardağı kabuklu ceviz, yarıya
kızartmak için sıvı yağ
45 ml/3 yemek kaşığı yer fıstığı (fıstık) yağı
2 dilim zencefil kökü, kıyılmış
225 g/8 oz tavuk, doğranmış
100 g/4 oz bambu filizi, dilimlenmiş
75 ml/5 yemek kaşığı tavuk suyu

Cevizleri hazırlayın, yağı ısıtın ve cevizleri altın kahverengi olana kadar kızartın, ardından iyice süzün. Yer fıstığı yağını ısıtın ve zencefili 30 saniye kızartın. Tavukları ekleyip hafif pembeleşene kadar karıştırarak pişirin. Kalan malzemeleri ekleyin, kaynatın ve tavuk pişene kadar karıştırarak pişirin.

Su Kestaneli Tavuk

4 kişilik

45 ml/3 yemek kaşığı yer fıstığı (fıstık) yağı

2 diş sarımsak, ezilmiş

2 taze soğan (yeşil soğan), doğranmış

1 dilim zencefil kökü, doğranmış

225 g/8 oz tavuk göğsü, şeritler halinde kesilmiş

100 g/4 oz kestane, şeritler halinde kesilmiş

45 ml/3 yemek kaşığı soya sosu

15 ml/1 yemek kaşığı pirinç şarabı veya kuru şeri

5 ml/1 çay kaşığı mısır unu (mısır nişastası)

Yağı ısıtın ve sarımsak, taze soğan ve zencefili hafifçe kızarana kadar kızartın. Tavukları ekleyip 5 dakika karıştırarak kavurun. Kestaneleri ekleyip 3 dakika karıştırarak kavurun. Soya sosu, şarap veya şeri ve mısır ununu ekleyin ve tavuk pişene kadar yaklaşık 5 dakika karıştırarak kızartın.

Su Kestaneli Tuzlu Tavuk

4 kişilik

30 ml/2 yemek kaşığı yerfıstığı (fıstık) yağı

4 adet tavuk parçası

3 taze soğan (yeşil soğan), doğranmış

2 diş sarımsak, ezilmiş

1 dilim zencefil kökü, doğranmış

250 ml/8 fl oz/1 su bardağı soya sosu

30 ml/2 yemek kaşığı pirinç şarabı veya kuru şeri

30 ml/2 yemek kaşığı esmer şeker

5 ml/1 çay kaşığı tuz

375 ml/13 fl oz/1¼ su bardağı su

225 gr/8 oz su kestanesi, dilimlenmiş

15 ml/1 yemek kaşığı mısır unu (mısır nişastası)

Yağı ısıtın ve tavuk parçalarını altın kahverengi olana kadar kızartın. Taze soğan, sarımsak ve zencefili ekleyin ve 2 dakika kızartın. Soya sosu, şarap veya şeri, şeker ve tuzu ekleyin ve iyice karıştırın. Suyu ekleyin ve kaynatın, örtün ve 20 dakika pişirin. Su kestanelerini ekleyin, örtün ve 20 dakika daha pişirin. Mısır ununu biraz suyla karıştırın, sosa karıştırın ve sos berraklaşıp koyulaşana kadar karıştırarak pişirin.

Tavuk Wontons

4 kişilik

4 adet kurutulmuş Çin mantarı

450 gr/1 lb tavuk göğsü, doğranmış

225 g/8 oz karışık sebze, doğranmış

1 taze soğan (yeşil soğan), doğranmış

15 ml/1 yemek kaşığı soya sosu

2.5 ml/½ çay kaşığı tuz

40 wonton derisi

1 yumurta, çırpılmış

Mantarları 30 dakika ılık suda bekletin ve süzün. Sapları atın ve kapakları doğrayın. Tavuk, sebze, soya sosu ve tuz ile karıştırın.

Wontons'u katlamak için, cildi sol avucunuzun içinde tutun ve ortasına biraz doldurun. Kenarları yumurta ile nemlendirin ve cildi bir üçgene katlayın, kenarları kapatın. Köşeleri yumurta ile nemlendirin ve birlikte bükün.

Bir tencere suyu kaynama noktasına getirin. Wontons'u bırakın ve tepeye çıkana kadar yaklaşık 10 dakika pişirin.

Çıtır Tavuk Kanatları

4 kişilik

900 gr/2 lb tavuk kanadı

60 ml/4 yemek kaşığı pirinç şarabı veya kuru şeri

60 ml/4 yemek kaşığı soya sosu

50 gr/2 oz/½ su bardağı mısır unu (mısır nişastası)

derin kızartma için yerfıstığı (fıstık) yağı

Tavuk kanatlarını bir kaseye alın. Kalan malzemeleri karıştırın ve tavuk kanatlarının üzerine dökün, iyice karıştırarak sosun kaplanmasını sağlayın. Üzerini örtüp 30 dakika bekletin. Yağı ısıtın ve tavuğu birkaç defa, tamamen pişip koyu kahverengi olana kadar kızartın. Mutfak kağıdına iyice süzün ve kalan tavuğu kızartırken sıcak tutun.

Beş Baharatlı Tavuk Kanadı

4 kişilik

30 ml/2 yemek kaşığı yerfıstığı (fıstık) yağı

2 diş sarımsak, ezilmiş

450 gr/1 lb tavuk kanadı

250 ml/8 fl oz/1 su bardağı tavuk suyu

30 ml/2 yemek kaşığı soya sosu

5 ml/1 tatlı kaşığı şeker

5 ml/1 çay kaşığı beş baharat tozu

Yağı ve sarımsağı sarımsaklar hafif pembeleşinceye kadar ısıtın. Tavukları ekleyip hafif pembeleşinceye kadar kavurun. Kalan malzemeleri ekleyin, iyice karıştırın ve kaynatın. Örtün ve tavuk pişene kadar yaklaşık 15 dakika pişirin. Kapağı çıkarın ve sıvının neredeyse tamamı buharlaşana kadar ara sıra karıştırarak kaynamaya devam edin. Sıcak veya soğuk servis yapın.

Marine edilmiş Tavuk Kanadı

4 kişilik

45 ml/3 yemek kaşığı soya sosu

45 ml/3 yemek kaşığı pirinç şarabı veya kuru şeri

30 ml/2 yemek kaşığı esmer şeker

5 ml/1 çay kaşığı rendelenmiş zencefil kökü

2 diş sarımsak, ezilmiş

6 adet taze soğan (yeşil soğan), dilimlenmiş

450 gr/1 lb tavuk kanadı

30 ml/2 yemek kaşığı yerfıstığı (fıstık) yağı

225 g/8 oz bambu filizleri, dilimlenmiş

20 ml/4 çay kaşığı mısır unu (mısır nişastası)

175 ml/6 fl oz/¾ su bardağı tavuk suyu

Soya sosu, şarap veya şeri, şeker, zencefil, sarımsak ve taze soğanı karıştırın. Tavuk kanatlarını ekleyin ve tamamen kaplayacak şekilde karıştırın. Üzerini örtüp ara sıra karıştırarak 1 saat bekletin. Yağı ısıtın ve bambu filizlerini 2 dakika karıştırarak kızartın. Onları tavadan çıkarın. Tavuğu ve soğanları marine edip, suyunu süzün. Yağı tekrar ısıtın ve tavuğu her taraftan kızarana kadar kızartın. Örtün ve tavuk yumuşayana kadar 20 dakika daha pişirin. Mısır ununu stok ve ayrılmış marine ile karıştırın. Tavuğun üzerine dökün ve sos kalınlaşana kadar karıştırarak kaynatın. Bambu filizlerini karıştırın ve 2 dakika daha karıştırarak pişirin.

Kraliyet Tavuk Kanatları

4 kişilik

12 tavuk kanadı

250 ml/8 fl oz/1 su bardağı yerfıstığı (fıstık) yağı

15 ml/1 yemek kaşığı toz şeker

2 taze soğan (yeşil soğan), parçalar halinde kesilmiş

5 dilim kök zencefil

5 ml/1 çay kaşığı tuz

45 ml/3 yemek kaşığı soya sosu

250 ml/8 fl oz/1 su bardağı pirinç şarabı veya kuru şeri

250 ml/8 fl oz/1 su bardağı tavuk suyu

10 dilim bambu filizi

15 ml/1 yemek kaşığı mısır unu (mısır nişastası)

15 ml/1 yemek kaşığı su

2.5 ml/½ çay kaşığı susam yağı

Tavuk kanatlarını kaynar suda 5 dakika haşladıktan sonra iyice süzün. Yağı ısıtın, şekeri ekleyin ve eriyene ve altın rengi kahverengi olana kadar karıştırın. Tavuk, taze soğan, zencefil, tuz, soya sosu, şarap ve et suyunu ekleyin, kaynatın ve 20 dakika hafifçe pişirin. Bambu filizlerini ekleyin ve 2 dakika veya sıvı neredeyse tamamen buharlaşana kadar pişirin. Mısır ununu suyla karıştırın, tavaya karıştırın ve koyulaşana kadar karıştırın. Tavuk kanatlarını ısıtılmış bir servis tabağına aktarın ve susam yağı serperek servis yapın.

Baharatlı Tavuk Kanatları

4 kişilik

30 ml/2 yemek kaşığı yerfıstığı (fıstık) yağı

5 ml/1 çay kaşığı tuz

2 diş sarımsak, ezilmiş

900 gr/2 lb tavuk kanadı

30 ml/2 yemek kaşığı pirinç şarabı veya kuru şeri

30 ml/2 yemek kaşığı soya sosu

30 ml/2 yemek kaşığı domates püresi (salça)

15 ml/1 yemek kaşığı Worcestershire sosu

Yağı, tuzu ve sarımsağı ısıtıp sarımsağı hafif altın rengi alana kadar kızartın. Tavuk kanatlarını ekleyin ve sık sık karıştırarak altın rengi kahverengi olana ve neredeyse pişene kadar yaklaşık 10 dakika kızartın. Kalan malzemeleri ekleyin ve tavuk çıtır ve iyice pişene kadar yaklaşık 5 dakika karıştırarak kızartın.

Mangalda Tavuk Budu

4 kişilik

16 tavuk budu

30 ml/2 yemek kaşığı pirinç şarabı veya kuru şeri

30 ml/2 yemek kaşığı şarap sirkesi

30 ml/2 yemek kaşığı zeytinyağı

tuz ve taze çekilmiş karabiber

120 ml/4 fl oz/½ su bardağı portakal suyu

30 ml/2 yemek kaşığı soya sosu

30 ml/2 yemek kaşığı bal

15 ml/1 yemek kaşığı limon suyu

2 dilim zencefil kökü, kıyılmış

120 ml/4 fl oz/½ fincan biber sosu

Biber sosu hariç tüm malzemeleri karıştırın, örtün ve bir gece buzdolabında marine etmeye bırakın. Tavuğu marine etinden çıkarın ve barbekü veya ızgarada (kızartma) yaklaşık 25 dakika pişirin, pişirirken biber sosuyla çevirin ve kızartın.

Hoisin Tavuk Bagetleri

4 kişilik

8 tavuk budu

600 ml/1 pt/2½ su bardağı tavuk suyu

tuz ve taze çekilmiş karabiber

250 ml/8 fl oz/1 su bardağı kuru üzüm sosu

30 ml/2 yemek kaşığı sade (çok amaçlı) un

2 yumurta, çırpılmış

100 gr/4 oz/1 su bardağı galeta unu

kızartmak için sıvı yağ

Bagetleri ve et suyunu bir tencereye koyun, kaynatın, örtün ve pişene kadar 20 dakika pişirin. Tavuğu tavadan çıkarın ve mutfak kağıdına kurulayın. Tavukları bir kaseye alıp tuz ve karabiberle tatlandırın. Üzerine kuru üzüm sosu dökün ve 1 saat marine etmeye bırakın. Boşaltmak. Tavuğu una bulayın, ardından yumurta ve galeta ununa bulayın, ardından tekrar yumurta ve galeta ununa bulayın. Yağı ısıtın ve tavuğu altın kahverengi olana kadar yaklaşık 5 dakika kızartın. Mutfak kağıdına boşaltın ve sıcak veya soğuk servis yapın.

kızarmış tavuk

4-6 kişilik

75 ml/5 yemek kaşığı yerfıstığı (fıstık) yağı

1 tavuk

3 taze soğan (yeşil soğan), dilimlenmiş

3 dilim zencefil kökü

120 ml/4 fl oz/½ fincan soya sosu

30 ml/2 yemek kaşığı pirinç şarabı veya kuru şeri

5 ml/1 tatlı kaşığı şeker

Yağı ısıtın ve tavukları kızarana kadar kızartın. Taze soğan, zencefil, soya sosu ve şarap veya şeri ekleyin ve kaynatın. Örtün ve ara sıra çevirerek 30 dakika pişirin. Şekeri ekleyin, kapağını kapatın ve tavuk pişene kadar 30 dakika daha pişirin.

Gevrek kızarmış tavuk

4 kişilik

1 tavuk

tuz

30 ml/2 yemek kaşığı pirinç şarabı veya kuru şeri

3 taze soğan (yeşil soğan), doğranmış

1 dilim zencefil kökü

30 ml/2 yemek kaşığı soya sosu

30 ml/2 yemek kaşığı şeker

5 ml/1 çay kaşığı bütün karanfil

5 ml/1 çay kaşığı tuz

5 ml/1 çay kaşığı karabiber

150 ml/¼ pt/cömert ½ su bardağı tavuk suyu

kızartmak için sıvı yağ

1 marul, doğranmış

4 domates, dilimlenmiş

½ salatalık, dilimlenmiş

Tavuğu tuzla ovun ve 3 saat bekletin. Durulayın ve bir kaseye koyun. Şarap veya şeri, zencefil, soya sosu, şeker, karanfil, tuz, karabiber ve et suyunu ekleyin ve iyice ezin. Kaseyi buharlı pişiriciye koyun, kapatın ve tavuk iyice pişene kadar yaklaşık 2¼ saat buharda pişirin. Boşaltmak. Yağı tütene kadar ısıtın, ardından tavuğu ekleyin ve kızarana kadar kızartın. 5 dakika daha kızartın, ardından yağdan çıkarın ve boşaltın. Parçalara ayırın ve ısıtılmış bir servis tabağına yerleştirin. Marul, domates ve salatalık ile süsleyin ve biber ve tuz sos ile servis yapın.

Kızarmış Bütün Tavuk

5 kişilik

1 tavuk

10 ml/2 çay kaşığı tuz

15 ml/1 yemek kaşığı pirinç şarabı veya kuru şeri

2 taze soğan (yeşil soğan), yarıya

3 dilim zencefil kökü, şeritler halinde kesilmiş

kızartmak için sıvı yağ

Tavuğu kurulayın ve cildi tuz ve şarap veya şeri ile ovalayın. Taze soğanları ve zencefili boşluğun içine yerleştirin. Tavuğu yaklaşık 3 saat serin bir yerde kurumaya bırakın. Yağı ısıtın ve tavuğu kızartma sepetine koyun. Yavaşça yağın içine indirin ve tavuk hafifçe renk alana kadar sürekli olarak içte ve dışta kızartın. Yağdan çıkarın ve yağı tekrar ısıtırken hafifçe soğumaya bırakın. Altın kahverengi olana kadar tekrar kızartın. İyice süzdükten sonra parçalara ayırın.

Beş Baharatlı Tavuk

4-6 kişilik

1 tavuk

120 ml/4 fl oz/½ fincan soya sosu

2.5 cm/1 parça zencefil kökü, kıyılmış

1 diş sarımsak, ezilmiş

15 ml/1 yemek kaşığı beş baharat tozu

30 ml/2 yemek kaşığı pirinç şarabı veya kuru şeri

30 ml/2 yemek kaşığı bal

2.5 ml/½ çay kaşığı susam yağı

kızartmak için sıvı yağ

30 ml/2 yemek kaşığı tuz

5 ml/1 çay kaşığı taze çekilmiş karabiber

Tavuğu geniş bir tencereye koyun ve uyluğun yarısına gelecek kadar suyla doldurun. Soya sosundan 15 ml/1 yemek kaşığı ayırın ve kalanını zencefil, sarımsak ve beş baharat tozunun yarısını içeren tavaya ekleyin. Kaynatın, örtün ve 5 dakika pişirin. Isıyı kapatın ve tavuğu su ılık olana kadar suda bekletin. Boşaltmak.

Tavuğu uzunlamasına ikiye bölün ve kesilmiş tarafı alta gelecek şekilde bir fırın tepsisine yerleştirin. Kalan soya sosu ve beş baharat tozunu şarap veya şeri, bal ve susam yağı ile karıştırın. Karışımı tavuğun üzerine sürün ve ara sıra karışımla fırçalayarak 2 saat bekletin. Yağı ısıtın ve yarım tavukları altın kahverengi olana ve pişene kadar yaklaşık 15 dakika kızartın. Mutfak kağıdına boşaltın ve porsiyon büyüklüğünde parçalar halinde kesin.

Bu arada tuz ve karabiberi karıştırın ve kuru bir tavada yaklaşık 2 dakika ısıtın. Tavukla dip sos olarak servis yapın.

Zencefil ve Taze Soğan Tavuk

4 kişilik

1 tavuk

2 dilim zencefil kökü, şeritler halinde kesilmiş

tuz ve taze çekilmiş karabiber

90 ml/4 yemek kaşığı yerfıstığı (fıstık) yağı

8 adet taze soğan (yeşil soğan), ince doğranmış

10 ml/2 çay kaşığı beyaz şarap sirkesi

5 ml/1 tatlı kaşığı soya sosu

Tavuğu büyük bir tencereye koyun, zencefilin yarısını ekleyin ve tavuğu neredeyse kaplayacak kadar su dökün. Tuz ve karabiberle tatlandırın. Kaynatın, örtün ve yumuşayana kadar yaklaşık 1¼ saat pişirin. Tavuğu soğuyana kadar stokta bekletin. Tavuğu boşaltın ve soğuyana kadar soğutun. Porsiyonlar halinde kesin.

Kalan zencefili rendeleyin ve yağ, taze soğan, şarap sirkesi ve soya sosu, tuz ve karabiber ile karıştırın. 1 saat soğutun. Tavuk parçalarını servis tabağına alın ve üzerine zencefilli sosu dökün. Haşlanmış pirinçle servis yapın.

Haşlama Tavuk

4 kişilik

1 tavuk

1,2 l/2 puan/5 su bardağı tavuk suyu veya su

30 ml/2 yemek kaşığı pirinç şarabı veya kuru şeri

4 taze soğan (yeşil soğan), doğranmış

1 dilim zencefil kökü

5 ml/1 çay kaşığı tuz

Tavuğu kalan tüm malzemelerle birlikte büyük bir tencereye koyun. Stok veya su uyluğun yarısına kadar gelmelidir. Kaynatın, örtün ve tavuk iyice pişene kadar yaklaşık 1 saat hafifçe pişirin. Çorbalar için stok ayırarak boşaltın.

Kırmızı Pişmiş Tavuk

4 kişilik

1 tavuk

250 ml/8 fl oz/1 su bardağı soya sosu

Tavuğu bir tavaya koyun, soya sosunu dökün ve tavuğu neredeyse kaplayacak kadar suyla doldurun. Kaynatın, örtün ve ara sıra çevirerek tavuk pişene kadar yaklaşık 1 saat pişirin.

Kırmızı Pişmiş Baharatlı Tavuk

4 kişilik

2 dilim zencefil kökü

2 adet taze soğan (yeşil soğan)

1 tavuk

3 diş yıldız anason

½ tarçın çubuğu

15 ml/1 yemek kaşığı Szechuan karabiberi

75 ml/5 yemek kaşığı soya sosu

75 ml/5 yemek kaşığı pirinç şarabı veya kuru şeri

75 ml/5 yemek kaşığı susam yağı

15 ml/1 yemek kaşığı şeker

Tavuğun boşluğuna zencefil ve taze soğanı koyun ve tavuğu bir tavaya koyun. Yıldız anason, tarçın ve karabiberi bir parça müslinin içine bağlayıp tavaya ekleyin. Soya sosu, şarap veya şeri ve susam yağını dökün. Kaynatın, örtün ve yaklaşık 45 dakika pişirin. Şekeri ekleyin, kapağını kapatın ve tavuklar pişene kadar 10 dakika daha pişirin.

Susamlı Kızarmış Tavuk

4 kişilik

50 gr/2 oz susam tohumu

1 soğan, ince doğranmış

2 diş sarımsak, kıyılmış

10 ml/2 çay kaşığı tuz

1 adet kurutulmuş kırmızı biber, ezilmiş

bir tutam öğütülmüş karanfil

2.5 ml/½ çay kaşığı öğütülmüş kakule

2.5 ml/½ çay kaşığı öğütülmüş zencefil

75 ml/5 yemek kaşığı yerfıstığı (fıstık) yağı

1 tavuk

Tüm baharatları ve yağı karıştırıp tavuğun üzerine gezdirin. Bir kızartma kabında bekletin ve kalıba 30 ml/2 yemek kaşığı su ekleyin. Önceden ısıtılmış 180°C/350°F/gaz işareti 4'te yaklaşık 2 saat, tavuğu teyelleyip ara sıra çevirerek, tavuk altın rengi olana ve iyice pişene kadar kızartın. Yanmayı önlemek için gerekirse biraz daha su ekleyin.

Soya Soslu Tavuk

4-6 kişilik

300 ml/½ pt/1¼ su bardağı soya sosu

300 ml/½ pt/1¼ bardak pirinç şarabı veya kuru şeri

1 soğan, doğranmış

3 dilim kök zencefil, kıyılmış

50 gr/2 oz/¼ bardak şeker

1 tavuk

15 ml/1 yemek kaşığı mısır unu (mısır nişastası)

60 ml/4 yemek kaşığı su

1 salatalık, soyulmuş ve dilimlenmiş

30 ml/2 yemek kaşığı kıyılmış taze maydanoz

Soya sosu, şarap veya şeri, soğan, zencefil ve şekeri bir tavada karıştırın ve kaynatın. Tavuğu ekleyin, tekrar kaynatın, kapağını kapatın ve tavuğu ara sıra çevirerek tavuk pişene kadar 1 saat hafifçe pişirin. Tavuğu ısıtılmış bir servis tabağına aktarın ve dilimleyin. 250 ml/8 fl oz/1 fincan pişirme sıvısı hariç hepsini dökün ve tekrar kaynatın. Mısır unu ve suyu bir macun haline getirin, tavaya karıştırın ve sos berraklaşıp koyulaşana kadar karıştırarak pişirin. Tavuğun üzerine biraz sostan sürün ve tavuğu salatalık ve maydanozla süsleyin. Kalan sosu ayrı olarak servis edin.

buğulanmış tavuk

4 kişilik

1 tavuk

142

45 ml/3 yemek kaşığı pirinç şarabı veya kuru şeri

tuz

2 dilim zencefil kökü

2 adet taze soğan (yeşil soğan)

250 ml/8 fl oz/1 su bardağı tavuk suyu

Tavuğu fırına dayanıklı bir kaba koyun ve şarap veya şeri ve tuzla ovalayın ve içine zencefil ve taze soğanları yerleştirin. Kaseyi bir buharlı pişiricideki rafa yerleştirin, üzerini örtün ve pişene kadar yaklaşık 1 saat kaynar su üzerinde buharda pişirin. Sıcak veya soğuk servis yapın.

Anasonlu Buğulanmış Tavuk

4 kişilik

250 ml/8 fl oz/1 su bardağı soya sosu

250 ml/8 fl oz/1 su bardağı su

15 ml/1 yemek kaşığı esmer şeker

4 diş yıldız anason

1 tavuk

Soya sosu, su, şeker ve anasonu bir tencerede karıştırın ve hafif ateşte kaynatın. Tavuğu bir kaseye alın ve karışımın içini ve dışını iyice bulayın. Karışımı tekrar ısıtın ve tekrarlayın. Tavuğu fırına dayanıklı bir kaba koyun. Kaseyi bir buharlı pişiricideki rafa yerleştirin, üzerini örtün ve pişene kadar yaklaşık 1 saat kaynar su üzerinde buharda pişirin.

Garip Aromalı Tavuk

4 kişilik

1 tavuk
5 ml/1 çay kaşığı kıyılmış zencefil kökü
5 ml/1 çay kaşığı kıyılmış sarımsak

144

45 ml/3 yemek kaşığı kalın soya sosu

5 ml/1 tatlı kaşığı şeker

2.5 ml/½ çay kaşığı şarap sirkesi

10 ml/2 tatlı kaşığı susam sosu

5 ml/1 çay kaşığı taze çekilmiş karabiber

10 ml/2 çay kaşığı biber yağı

½ marul, doğranmış

15 ml/1 yemek kaşığı doğranmış taze kişniş

Tavuğu bir tencereye koyun ve tavuk budularının yarısına gelecek kadar suyla doldurun. Kaynatın, örtün ve tavuk yumuşayana kadar yaklaşık 1 saat hafifçe pişirin. Tavadan çıkarın ve iyice süzün ve et tamamen soğuyana kadar buzlu suda bekletin. İyice süzün ve 5 cm/2 parçalar halinde doğrayın. Kalan tüm malzemeleri karıştırın ve tavukların üzerine dökün. Marul ve kişniş ile süsleyerek servis yapın.

Çıtır Tavuk Parçaları

4 kişilik

100 gr/4 oz sade (çok amaçlı) un

bir tutam tuz

15 ml/1 yemek kaşığı su

1 yumurta

350 gr/12 oz pişmiş tavuk, küp doğranmış

kızartmak için sıvı yağ

Un, tuz, su ve yumurtayı oldukça sert bir hamur elde edene kadar karıştırın, gerekirse biraz daha su ekleyin. Tavuk parçalarını iyice kaplanana kadar hamura batırın. Yağı çok sıcak olana kadar ısıtın ve tavuğu birkaç dakika çıtır ve altın rengi kahverengi olana kadar kızartın.

Yeşil Fasulyeli Tavuk

4 kişilik

45 ml/3 yemek kaşığı yer fıstığı (fıstık) yağı
450 gr/1 lb pişmiş tavuk, doğranmış
5 ml/1 çay kaşığı tuz
2.5 ml/½ çay kaşığı taze çekilmiş karabiber
225 g/8 oz yeşil fasulye, parçalar halinde kesilmiş
1 sap kereviz, çapraz olarak dilimlenmiş
225 g/8 oz mantar, dilimlenmiş

250 ml/8 fl oz/1 su bardağı tavuk suyu

30 ml/2 yemek kaşığı mısır unu (mısır nişastası)

60 ml/4 yemek kaşığı su

10 ml/2 tatlı kaşığı soya sosu

Yağı ısıtın ve tavuk, tuz ve karabiberi hafifçe kızarana kadar kızartın. Fasulye, kereviz ve mantarları ekleyin ve iyice karıştırın. Et suyu ekleyin, kaynatın, örtün ve 15 dakika pişirin. Mısır unu, su ve soya sosunu macun kıvamına gelene kadar karıştırın, tavada karıştırın ve sos berraklaşıp koyulaşana kadar karıştırarak pişirin.

Ananaslı Pişmiş Tavuk

4 kişilik

45 ml/3 yemek kaşığı yer fıstığı (fıstık) yağı

225 g/8 oz pişmiş tavuk, doğranmış

tuz ve taze çekilmiş karabiber

2 sap kereviz, çapraz olarak dilimlenmiş

3 dilim ananas, parçalar halinde kesilmiş

120 ml/4 fl oz/½ su bardağı tavuk suyu

15 ml/1 yemek kaşığı soya sosu

10 ml/2 yemek kaşığı mısır unu (mısır nişastası)

30 ml/2 yemek kaşığı su

Yağı ısıtın ve tavukları hafifçe kızarana kadar kızartın. Tuz ve karabiberle tatlandırın, kerevizi ekleyin ve 2 dakika karıştırarak kavurun. Ananas, et suyu ve soya sosunu ekleyin ve iyice ısınana kadar birkaç dakika karıştırın. Mısır unu ve suyu bir macun kıvamına gelene kadar karıştırın, tavada karıştırın ve sos berraklaşıp koyulaşana kadar karıştırarak pişirin.

Biberli ve Domatesli Tavuk

4 kişilik

45 ml/3 yemek kaşığı yer fıstığı (fıstık) yağı

450 gr/1 lb pişmiş tavuk, dilimlenmiş

10 ml/2 çay kaşığı tuz

5 ml/1 çay kaşığı taze çekilmiş karabiber

1 yeşil biber, parçalar halinde kesilmiş

4 büyük domates, kabuğu soyulmuş ve kama şeklinde kesilmiş

250 ml/8 fl oz/1 su bardağı tavuk suyu

30 ml/2 yemek kaşığı mısır unu (mısır nişastası)

15 ml/1 yemek kaşığı soya sosu

120 ml/4 fl oz/½ su bardağı su

Yağı ısıtın ve tavuk, tuz ve karabiberi pembeleşinceye kadar kızartın. Biberleri ve domatesleri ekleyin. Stokta dökün, kaynatın, örtün ve 15 dakika pişirin. Mısır unu, soya sosu ve suyu bir macun kıvamına gelene kadar karıştırın, tavada karıştırın ve sos berraklaşıp koyulaşana kadar karıştırarak pişirin.

Susamlı Tavuk

4 kişilik

450 g/1 lb pişmiş tavuk, şeritler halinde kesilmiş
2 dilim zencefil, ince doğranmış
1 taze soğan (yeşil soğan), ince doğranmış
tuz ve taze çekilmiş karabiber
60 ml/4 yemek kaşığı pirinç şarabı veya kuru şeri
60 ml/4 yemek kaşığı susam yağı
10 ml/2 tatlı kaşığı şeker
5 ml/1 çay kaşığı şarap sirkesi
150 ml/¼ pt/cömert ½ fincan soya sosu

Tavuğu servis tabağına alın ve üzerine zencefil, taze soğan, tuz ve karabiber serpin. Şarap veya şeri, susam yağı, şeker, şarap sirkesi ve soya sosunu karıştırın. Tavukların üzerine dökün.

Kızarmış Poussins

4 kişilik

2 poussin, yarıya

45 ml/3 yemek kaşığı soya sosu

45 ml/3 yemek kaşığı pirinç şarabı veya kuru şeri

120 ml/4 fl oz/½ su bardağı yerfıstığı (fıstık) yağı

1 taze soğan (yeşil soğan), ince doğranmış

30 ml/2 yemek kaşığı tavuk suyu

10 ml/2 tatlı kaşığı şeker

5 ml/1 çay kaşığı biber yağı

5 ml/1 çay kaşığı sarımsak ezmesi

tuz ve biber

Poussinleri bir kaseye koyun. Soya sosunu ve şarabı veya şeriyi karıştırın, poussinlerin üzerine dökün, üzerini kapatın ve sık sık teyelleyerek 2 saat marine edin. Yağı ısıtın ve poussinleri pişene kadar yaklaşık 20 dakika kızartın. Onları tavadan çıkarın ve yağı tekrar ısıtın. Onları tavaya geri koyun ve altın kahverengi olana kadar kızartın. Yağın çoğunu boşaltın. Kalan malzemeleri karıştırın, tavaya ekleyin ve hızlıca ısıtın. Servis yapmadan önce poussinlerin üzerine dökün.

Mangetout ile Türkiye

4 kişilik

60 ml/4 yemek kaşığı yerfıstığı (fıstık) yağı

2 taze soğan (yeşil soğan), doğranmış

2 diş sarımsak, ezilmiş

1 dilim zencefil kökü, kıyılmış

225 g/8 oz hindi göğsü, şeritler halinde kesilmiş

225 g/8 oz mangetout (kar bezelyesi)

100 g/4 oz bambu filizi, şeritler halinde kesilmiş

50 gr/2 oz kestane, şeritler halinde kesilmiş

45 ml/3 yemek kaşığı soya sosu

15 ml/1 yemek kaşığı pirinç şarabı veya kuru şeri

5 ml/1 tatlı kaşığı şeker

5 ml/1 çay kaşığı tuz

15 ml/1 yemek kaşığı mısır unu (mısır nişastası)

45 ml/3 yemek kaşığı yağı ısıtın ve taze soğan, sarımsak ve zencefili hafifçe kızarana kadar kızartın. Hindiyi ekleyin ve 5 dakika karıştırarak pişirin. Tavadan alın ve bir kenara koyun. Kalan yağı ısıtın ve mangetout, bambu filizleri ve su kestanelerini 3 dakika karıştırarak kızartın. Soya sosu, şarap veya şeri, şeker ve tuzu ekleyin ve hindiyi tavaya geri koyun. 1 dakika karıştırarak kızartın. Mısır ununu biraz suyla karıştırın, tavada karıştırın ve sos berraklaşıp koyulaşana kadar karıştırarak pişirin.

Biberli Türkiye

4 kişilik

4 adet kurutulmuş Çin mantarı

30 ml/2 yemek kaşığı yerfıstığı (fıstık) yağı

1 Çin lahanası, şeritler halinde kesilmiş

350 g/12 oz füme hindi, şeritler halinde kesilmiş

1 soğan, dilimlenmiş

1 kırmızı biber, şeritler halinde kesilmiş

1 yeşil biber, şeritler halinde kesilmiş

120 ml/4 fl oz/½ su bardağı tavuk suyu

30 ml/2 yemek kaşığı domates püresi (salça)

45 ml/3 yemek kaşığı şarap sirkesi

30 ml/2 yemek kaşığı soya sosu

15 ml/1 yemek kaşığı hoisin sosu

10 ml/2 çay kaşığı mısır unu (mısır nişastası)

birkaç damla biber yağı

Mantarları 30 dakika ılık suda bekletin ve süzün. Sapları atın ve kapakları şeritler halinde kesin. Yağın yarısını ısıtın ve lahanayı yaklaşık 5 dakika veya pişene kadar kızartın. Tavadan çıkarın. Hindiyi ekleyin ve 1 dakika karıştırarak kızartın. Sebzeleri ekleyin ve 3 dakika karıştırarak pişirin. Et suyunu domates püresi, şarap sirkesi ve soslarla karıştırın ve lahana ile birlikte tavaya ekleyin. Mısır ununu biraz su ile karıştırın, tavaya alın ve karıştırarak kaynatın. Biber yağı serpin ve sürekli karıştırarak 2 dakika pişirin.

Çin Kızartması Hindi

8-10 kişilik

1 küçük hindi

600 ml/1 pt/2½ su bardağı sıcak su

10 ml/2 çay kaşığı yenibahar

500 ml/16 fl oz/2 su bardağı soya sosu

5 ml/1 çay kaşığı susam yağı

10 ml/2 çay kaşığı tuz

45 ml/3 yemek kaşığı tereyağı

Hindiyi bir tencereye koyun ve üzerine sıcak su dökün. Tereyağı hariç kalan malzemeleri ekleyin ve birkaç kez çevirerek 1 saat bekletin. Hindiyi sıvıdan çıkarın ve tereyağı ile fırçalayın. Bir kızartma kabına koyun, mutfak folyosu ile gevşek bir şekilde örtün ve önceden ısıtılmış 160 °C/325 °F/gaz işareti 3'te yaklaşık 4 saat, ara sıra soya sosu sıvısı ile yağlayarak kızartın. Folyoyu çıkarın ve pişirmenin son 30 dakikasında cildin gevrekleşmesine izin verin.

Ceviz ve Mantarlı Hindi

4 kişilik

450 g/1 lb hindi göğüs filetosu

tuz ve biber

1 portakalın suyu

15 ml/1 yemek kaşığı sade (çok amaçlı) un

12 turşusu siyah ceviz suyu ile

5 ml/1 çay kaşığı mısır unu (mısır nişastası)

15 ml/1 yemek kaşığı yerfıstığı (fıstık) yağı

2 taze soğan (yeşil soğan), doğranmış

225 g/8 oz düğme mantar

45 ml/3 yemek kaşığı pirinç şarabı veya kuru şeri

10 ml/2 tatlı kaşığı soya sosu

50 gr/2 oz/½ fincan tereyağı

25 gr/1 oz çam taneleri

Hindiyi kalın dilimler halinde 1 cm/½ şeklinde kesin. Tuz, karabiber ve portakal suyu serpin ve un serpin. Cevizleri boşaltın ve yarıya bölün, sıvıyı ayırın ve sıvıyı mısır unu ile karıştırın. Yağı ısıtın ve hindiyi altın kahverengi olana kadar kızartın. Taze soğanları ve mantarları ekleyin ve 2 dakika karıştırarak kızartın. Şarap veya şeri ve soya sosunu karıştırın ve 30 saniye pişirin. Cevizleri mısır unu karışımına ekleyin, ardından tavaya karıştırın ve kaynatın. Tereyağını küçük parçalar halinde ekleyin ancak karışımın kaynamasına izin vermeyin. Çam çekirdeklerini kuru bir tavada altın rengi olana kadar kavurun. Hindi karışımını ısıtılmış bir servis tabağına aktarın ve çam fıstığı ile süsleyerek servis yapın.

Bambu Sürgünlü Ördek

4 kişilik

6 adet kurutulmuş Çin mantarı

1 ördek

50 gr/2 oz füme jambon, şeritler halinde kesilmiş

100 g/4 oz bambu filizi, şeritler halinde kesilmiş

2 taze soğan (yeşil soğan), şeritler halinde kesilmiş

2 dilim zencefil kökü, şeritler halinde kesilmiş

5 ml/1 çay kaşığı tuz

Mantarları 30 dakika ılık suda bekletin ve süzün. Sapları atın ve kapakları şeritler halinde kesin. Tüm malzemeleri ısıya dayanıklı bir kaba koyun ve su dolu bir tavada kabın üçte ikisi gelecek şekilde bekletin. Kaynatın, örtün ve gerekirse kaynar su ilave ederek ördek pişene kadar yaklaşık 2 saat pişirin.

Fasulye Filizli Ördek

4 kişilik

225 g/8 oz fasulye filizi
45 ml/3 yemek kaşığı yer fıstığı (fıstık) yağı
450 gr/1 lb pişmiş ördek eti
15 ml/1 yemek kaşığı istiridye sosu
15 ml/1 yemek kaşığı pirinç şarabı veya kuru şeri
30 ml/2 yemek kaşığı su
2.5 ml/½ çay kaşığı tuz

Fasulye filizlerini kaynar suda 2 dakika haşladıktan sonra süzün. Yağı ısıtın, fasulye filizlerini 30 saniye karıştırın. Ördeği ekleyin, iyice ısınana kadar karıştırarak kızartın. Kalan malzemeleri ekleyin ve lezzetleri karıştırmak için 2 dakika karıştırarak kızartın. Bir kerede servis yapın.

kızarmış ördek

4 kişilik

4 taze soğan (yeşil soğan), doğranmış

1 dilim zencefil kökü, kıyılmış

120 ml/4 fl oz/½ fincan soya sosu

30 ml/2 yemek kaşığı pirinç şarabı veya kuru şeri

1 ördek

120 ml/4 fl oz/½ su bardağı yerfıstığı (fıstık) yağı

600 ml/1 pt/2½ su bardağı su

15 ml/1 yemek kaşığı esmer şeker

Taze soğan, zencefil, soya sosu ve şarap veya şeri karıştırın ve ördeğin içini ve dışını ovalayın. Yağı ısıtın ve tavuğu her taraftan hafifçe kızarana kadar kızartın. Yağı boşaltın. Suyu ve kalan soya sosu karışımını ekleyin, kaynatın ve kapağını kapatın ve 1 saat pişirin. Şekeri ekleyip kapağını kapatın ve ördek yumuşayana kadar 40 dakika daha pişirin.

Kerevizli Buğulanmış Ördek

4 kişilik

350 g/12 oz pişmiş ördek, dilimlenmiş
1 baş kereviz
250 ml/8 fl oz/1 su bardağı tavuk suyu
2.5 ml/½ çay kaşığı tuz
5 ml/1 çay kaşığı susam yağı
1 domates, dilimler halinde kesilmiş

Ördeği bir vapur rafına yerleştirin. Kerevizleri 7,5 cm/3 uzunlukta kesin ve bir tencereye koyun. Stoka dökün, tuzlayın ve buharlı pişiriciyi tavaya yerleştirin. Stoku kaynatın, ardından kereviz yumuşayana ve ördek ısınana kadar yaklaşık 15 dakika hafifçe pişirin. Ördek ve kerevizi ısıtılmış bir servis tabağına yerleştirin, kereviz üzerine susam yağı serpin ve dilimlenmiş domateslerle süsleyerek servis yapın.

Zencefilli Ördek

4 kişilik

350 g/12 oz ördek göğsü, ince dilimlenmiş

1 yumurta, hafifçe dövülmüş

5 ml/1 tatlı kaşığı soya sosu

5 ml/1 çay kaşığı mısır unu (mısır nişastası)

5 ml/1 çay kaşığı yerfıstığı (fıstık) yağı

kızartmak için sıvı yağ

50 gr/2 oz bambu filizi

50 gr/2 oz mangetout (kar bezelyesi)

2 dilim zencefil kökü, doğranmış

15 ml/1 yemek kaşığı su

2.5 ml/½ çay kaşığı şeker

2.5 ml/½ çay kaşığı pirinç şarabı veya kuru şeri

2.5 ml/½ çay kaşığı susam yağı

Ördeği yumurta, soya sosu, mısır unu ve yağ ile karıştırın ve 10 dakika bekletin. Yağı ısıtın ve ördek ve bambu filizlerini pişip altın rengi kahverengi olana kadar kızartın. Tavadan çıkarın ve iyice boşaltın. Tavadan 15 ml/1 yemek kaşığı yağ dışında hepsini dökün ve ördek, bambu filizleri, mangetout, zencefil, su, şeker ve şarap veya şeri'yi 2 dakika karıştırarak kızartın. Üzerine susam yağı serperek servis yapın.

Yeşil Fasulyeli Ördek

4 kişilik

1 ördek

60 ml/4 yemek kaşığı yerfıstığı (fıstık) yağı

2 diş sarımsak, ezilmiş

2.5 ml/½ çay kaşığı tuz

1 soğan, doğranmış

15 ml/1 yemek kaşığı rendelenmiş kök zencefil

45 ml/3 yemek kaşığı soya sosu

120 ml/4 fl oz/½ fincan pirinç şarabı veya kuru şeri

60 ml/4 yemek kaşığı domates ketçap (kedi)

45 ml/3 yemek kaşığı şarap sirkesi

300 ml/½ pt/1¼ su bardağı tavuk suyu

450 gr/1 lb yeşil fasulye, dilimlenmiş

bir tutam taze çekilmiş biber

5 damla biber yağı

15 ml/1 yemek kaşığı mısır unu (mısır nişastası)

30 ml/2 yemek kaşığı su

Ördeği 8 veya 10 parçaya bölün. Yağı ısıtın ve tavuğu altın kahverengi olana kadar kızartın. Bir kaseye aktarın. Sarımsak, tuz, soğan, zencefil, soya sosu, şarap veya şeri, domates ketçap ve şarap sirkesini ekleyin. Karıştırın, örtün ve buzdolabında 3 saat marine edin.

Yağı tekrar ısıtın, ördeği ekleyin, et suyu ve marine edin, kaynatın, örtün ve 1 saat pişirin. Fasulyeleri ekleyin, örtün ve 15 dakika pişirin. Biber ve biber yağını ekleyin. Mısır ununu suyla karıştırın, tavada karıştırın ve sos koyulaşana kadar karıştırarak pişirin.

Kızarmış Buharda Ördek

4 kişilik

1 ördek
tuz ve taze çekilmiş karabiber
kızartmak için sıvı yağ
hoisin sosu

Ördeği tuz ve karabiberle tatlandırıp ısıya dayanıklı bir kaba koyun. Tencerenin üçte ikisi kadar su dolu bir tencerede bekletin, kaynatın, örtün ve ördek yumuşayana kadar yaklaşık 1½ saat pişirin. Süzün ve soğumaya bırakın.

Yağı ısıtın ve ördeği gevrek ve altın rengi kahverengi olana kadar kızartın. İyice çıkarın ve süzün. Isırık büyüklüğünde parçalar halinde doğrayın ve hoisin sosuyla servis yapın.

Egzotik Meyveli Ördek

4 kişilik

4 adet ördek göğsü filetosu, şeritler halinde kesilmiş

2.5 ml/½ çay kaşığı beş baharat tozu

30 ml/2 yemek kaşığı soya sosu

15 ml/1 yemek kaşığı susam yağı

15 ml/1 yemek kaşığı yerfıstığı (fıstık) yağı

3 sap kereviz, doğranmış

2 dilim ananas, doğranmış

100 gr/4 oz kavun, doğranmış

100 g/4 oz liçi, yarıya

130 ml/4 fl oz/½ su bardağı tavuk suyu

30 ml/2 yemek kaşığı domates püresi (salça)

30 ml/2 yemek kaşığı hoisin sosu

10 ml/2 çay kaşığı şarap sirkesi

bir tutam esmer şeker

Ördeği bir kaseye koyun. Beş baharat tozu, soya sosu ve susam yağını karıştırın, ördeğin üzerine dökün ve ara sıra karıştırarak 2 saat marine edin. Yağı ısıtın ve ördeği 8 dakika kızartın. Tavadan çıkarın. Kereviz ve meyveleri ekleyip 5 dakika karıştırarak pişirin. Ördeği kalan malzemelerle birlikte tavaya geri koyun, kaynatın ve servis yapmadan önce 2 dakika karıştırarak pişirin.

Çin Yapraklı Kızarmış Ördek

4 kişilik
165

1 ördek

30 ml/2 yemek kaşığı pirinç şarabı veya kuru şeri

30 ml/2 yemek kaşığı hoisin sosu

15 ml/1 yemek kaşığı mısır unu (mısır nişastası)

5 ml/1 çay kaşığı tuz

5 ml/1 tatlı kaşığı şeker

60 ml/4 yemek kaşığı yerfıstığı (fıstık) yağı

4 taze soğan (yeşil soğan), doğranmış

2 diş sarımsak, ezilmiş

1 dilim zencefil kökü, kıyılmış

75 ml/5 yemek kaşığı soya sosu

600 ml/1 pt/2½ su bardağı su

225 g/8 oz Çin yaprağı, kıyılmış

Ördeği yaklaşık 6 parçaya kesin. Şarap veya şeri, kuru üzüm sosu, mısır unu, tuz ve şekeri karıştırın ve ördeğin üzerine sürün. 1 saat beklemeye bırakın. Yağı ısıtın ve taze soğan, sarımsak ve zencefili birkaç saniye kızartın. Ördeği ekleyin ve her tarafı hafifçe kızarana kadar kızartın. Fazla yağları boşaltın. Soya sosu ve suyu dökün, kaynatın, örtün ve yaklaşık 30 dakika pişirin. Çin yapraklarını ekleyin, tekrar örtün ve ördek yumuşayana kadar 30 dakika daha pişirin.

sarhoş ördek

4 kişilik

2 taze soğan (yeşil soğan), doğranmış

2 diş sarımsak, doğranmış

1,5 l/2½ puan/6 su bardağı su

1 ördek

450 ml/¾ pt/2 su bardağı pirinç şarabı veya kuru şeri

Geniş bir tencereye taze soğanı, sarımsağı ve suyu koyun ve kaynatın. Ördeği ekleyin, kaynatın, örtün ve 45 dakika pişirin. İyice süzün, sıvıyı stok için ayırın. Ördeği soğumaya bırakın, ardından gece boyunca soğutun. Ördeği parçalara ayırın ve vidalı büyük bir kavanoza koyun. Şarap veya şeri üzerine dökün ve süzmeden ve soğuk servis etmeden önce yaklaşık 1 hafta soğutun.

Beş Baharatlı Ördek

4 kişilik

150 ml/¼ pt/cömert ½ fincan pirinç şarabı veya kuru şeri

150 ml/¼ pt/cömert ½ fincan soya sosu

1 ördek

10 ml/2 çay kaşığı beş baharat tozu

Şarap veya şeri ve soya sosunu kaynatın. Ördeği ekleyin ve yaklaşık 5 dakika çevirerek pişirin. Ördeği tavadan çıkarın ve beş baharat tozunu cilde sürün. Kuşu tavaya geri koyun ve ördeğin yarısını kaplayacak kadar su ekleyin. Kaynatın, örtün ve ördek yumuşayıncaya, sık sık çevirerek ve teyelleyene kadar yaklaşık 1½ saat pişirin. Ördeği 5 cm/2'lik parçalar halinde doğrayın ve sıcak veya soğuk olarak servis edin.

Zencefilli Tavada Kızarmış Ördek

4 kişilik

1 ördek

2 dilim zencefil kökü, rendelenmiş

2 taze soğan (yeşil soğan), doğranmış

15 ml/1 yemek kaşığı mısır unu (mısır nişastası)

30 ml/2 yemek kaşığı soya sosu

30 ml/2 yemek kaşığı pirinç şarabı veya kuru şeri

2.5 ml/½ çay kaşığı tuz

45 ml/3 yemek kaşığı yer fıstığı (fıstık) yağı

Eti kemiklerinden ayırın ve parçalara ayırın. Eti yağ hariç kalan tüm malzemelerle karıştırın. 1 saat beklemeye bırakın. Yağı ısıtın ve ördeği marine edip ördek yumuşayana kadar yaklaşık 15 dakika kızartın.

Jambonlu ve Pırasalı Ördek

4 kişilik

1 ördek

450 g/1 lb füme jambon

2 pırasa

2 dilim zencefil kökü, kıyılmış

45 ml/3 yemek kaşığı pirinç şarabı veya kuru şeri

45 ml/3 yemek kaşığı soya sosu

2.5 ml/½ çay kaşığı tuz

Ördeği bir tencereye koyun ve sadece soğuk suyla örtün. Kaynatın, örtün ve yaklaşık 20 dakika pişirin. 450 ml/¾ puan/2 bardak stoku boşaltın ve saklayın. Ördeği biraz soğumaya bırakın ve eti kemiklerinden ayırın ve 5 cm/2 kare kare kesin. Jambonu benzer parçalar halinde kesin. Uzun pırasa parçalarını kesin ve bir dilim ördek ve jambonu yaprağın içine yuvarlayın ve iple bağlayın. Isıya dayanıklı bir kaba koyun. Ayırdığınız stoğa zencefil, şarap veya şeri, soya sosu ve tuzu ekleyin ve ördek rulolarının üzerine dökün. Kaseyi, kasenin kenarlarının üçte ikisi yukarı gelecek şekilde suyla dolu bir tencereye yerleştirin. Kaynatın, örtün ve ördek yumuşayana kadar yaklaşık 1 saat pişirin.

Ballı Kızarmış Ördek

4 kişilik

1 ördek

tuz

3 diş sarımsak, ezilmiş

3 taze soğan (yeşil soğan), kıyılmış

45 ml/3 yemek kaşığı soya sosu

45 ml/3 yemek kaşığı pirinç şarabı veya kuru şeri

45 ml/3 yemek kaşığı bal

200 ml/7 fl oz/az 1 su bardağı kaynar su

Ördeği kurulayın ve içini ve dışını tuzla ovalayın. Sarımsak, taze soğan, soya sosu ve şarap veya şeri karıştırın, ardından karışımı ikiye bölün. Balı bir yarıya karıştırın ve ördeğin üzerine sürün ve kurumaya bırakın. Kalan bal karışımına suyu ekleyin. Soya sosu karışımını ördeğin boşluğuna dökün ve dibinde biraz su bulunan bir kızartma kabında bir rafın üzerinde bekletin.
180°C/350°F/gaz işareti 4'te önceden ısıtılmış fırında ördek yumuşayana kadar yaklaşık 2 saat kızartın, kalan bal karışımıyla pişirme boyunca teyelleyin.

Nemli Kızarmış Ördek

4 kişilik

6 taze soğan (yeşil soğan), doğranmış

2 dilim zencefil kökü, kıyılmış

1 ördek

2.5 ml/½ çay kaşığı öğütülmüş anason

15 ml/1 yemek kaşığı şeker

45 ml/3 yemek kaşığı pirinç şarabı veya kuru şeri

60 ml/4 yemek kaşığı soya sosu

250 ml/8 fl oz/1 su bardağı su

Geniş, kalın tabanlı bir tavaya taze soğan ve zencefilin yarısını koyun. Kalanı ördeğin boşluğuna koyun ve tavaya ekleyin. Kuru üzüm sosu hariç kalan tüm malzemeleri ekleyin, kaynatın, örtün ve ara sıra çevirerek yaklaşık 1½ saat pişirin. Ördeği tavadan çıkarın ve yaklaşık 4 saat kurumaya bırakın.

Ördeği biraz soğuk suyla doldurulmuş bir kızartma kabındaki rafa koyun. 230°C/450°F/gaz işareti 8'de önceden ısıtılmış fırında 15 dakika kızartın, ardından ters çevirin ve çıtır çıtır olana kadar 10 dakika daha kızartın. Bu arada, ayrılmış sıvıyı tekrar ısıtın ve servis yapmak için ördeğin üzerine dökün.

Mantarlı Tavada Kızarmış Ördek

4 kişilik

1 ördek
75 ml/5 yemek kaşığı yerfıstığı (fıstık) yağı
45 ml/3 yemek kaşığı pirinç şarabı veya kuru şeri
15 ml/1 yemek kaşığı soya sosu
15 ml/1 yemek kaşığı şeker
5 ml/1 çay kaşığı tuz
bir tutam biber
2 diş sarımsak, ezilmiş

225 g/8 oz mantar, yarıya

600 ml/1 pt/2½ su bardağı tavuk suyu

15 ml/1 yemek kaşığı mısır unu (mısır nişastası)

30 ml/2 yemek kaşığı su

5 ml/1 çay kaşığı susam yağı

Ördeği 5 cm/2 parçalar halinde doğrayın. 45 ml/3 yemek kaşığı yağı ısıtın ve ördeği her tarafı hafifçe kızarana kadar kızartın. Şarap veya şeri, soya sosu, şeker, tuz ve karabiberi ekleyin ve 4 dakika karıştırarak kızartın. Tavadan çıkarın. Kalan yağı ısıtın ve sarımsağı hafifçe kızarana kadar kızartın. Mantarları ekleyin ve yağla kaplanana kadar karıştırın, ardından ördek karışımını tavaya geri koyun ve stoğu ekleyin. Kaynatın, örtün ve ördek yumuşayana kadar yaklaşık 1 saat pişirin. Mısır unu ve suyu bir macun kıvamına gelene kadar karıştırın, ardından karışıma karıştırın ve sos koyulaşana kadar karıştırarak pişirin. Susam yağı serpip servis yapın.

İki Mantarlı Ördek

4 kişilik

6 adet kurutulmuş Çin mantarı

1 ördek

750 ml/1¼ puan/3 su bardağı tavuk suyu

45 ml/3 yemek kaşığı pirinç şarabı veya kuru şeri

5 ml/1 çay kaşığı tuz

100 g/4 oz bambu filizi, şeritler halinde kesilmiş

100 gr/4 oz düğme mantar

Mantarları 30 dakika ılık suda bekletin ve süzün. Sapları atın ve kapakları ikiye bölün. Ördeği et suyu, şarap veya şeri ve tuzla birlikte ısıya dayanıklı büyük bir kaba koyun ve kasenin üçte ikisi kadar su dolu bir tavada bekletin. Kaynatın, örtün ve ördek yumuşayana kadar yaklaşık 2 saat pişirin. Tavadan çıkarın ve eti kemikten kesin. Pişirme sıvısını ayrı bir tavaya aktarın. Bambu filizlerini ve her iki mantar türünü de buharlı pişirme kabının dibine yerleştirin, ördek etini değiştirin, örtün ve 30 dakika daha buğulayın. Pişirme sıvısını kaynatın ve servis yapmak için ördeğin üzerine dökün.

Soğanlı Kızarmış Ördek

4 kişilik

4 adet kurutulmuş Çin mantarı

1 ördek

90 ml/6 yemek kaşığı soya sosu

60 ml/4 yemek kaşığı yerfıstığı (fıstık) yağı

1 taze soğan (yeşil soğan), doğranmış

1 dilim zencefil kökü, kıyılmış

45 ml/3 yemek kaşığı pirinç şarabı veya kuru şeri

450 gr/1 lb soğan, dilimlenmiş

100 g/4 oz bambu filizi, dilimlenmiş

15 ml/1 yemek kaşığı esmer şeker

15 ml/1 yemek kaşığı mısır unu (mısır nişastası)

45 ml/3 yemek kaşığı su

Mantarları 30 dakika ılık suda bekletin ve süzün. Sapları atın ve kapakları dilimleyin. 15 ml/1 yemek kaşığı soya sosunu ördeğe sürün. 15 ml/1 yemek kaşığı yağı ayırın, kalan yağı ısıtın ve taze soğanı ve zencefili hafifçe kızarana kadar kızartın. Ördeği ekleyin ve her tarafı hafifçe kızarana kadar kızartın. Fazla yağı dökün. Tavaya şarap veya şeri, kalan soya sosu ve neredeyse ördeği kaplayacak kadar su ekleyin. Kaynatın, örtün ve ara sıra çevirerek 1 saat pişirin.

Ayrılan yağı ısıtın ve soğanları yumuşayana kadar kızartın. Ateşten alın ve bambu filizlerini ve mantarları karıştırın, ardından ördeğe ekleyin, örtün ve ördek yumuşayana kadar 30 dakika daha pişirin. Ördeği tavadan çıkarın, servis parçalarına ayırın ve ısıtılmış bir servis tabağına yerleştirin. Tenceredeki sıvıları kaynatın, şeker ve mısır ununu ekleyin ve karışım kaynayıp koyulaşana kadar karıştırarak pişirin. Servis yapmak için ördeğin üzerine dökün.

portakallı ördek

4 kişilik

1 ördek

3 taze soğan (yeşil soğan), parçalar halinde kesilmiş

2 dilim zencefil kökü, şeritler halinde kesilmiş

1 dilim portakal kabuğu

tuz ve taze çekilmiş karabiber

Ördeği büyük bir tencereye koyun, sadece suyla kaplayın ve kaynatın. Taze soğanı, zencefili ve portakal kabuğunu ekleyin, örtün ve ördek yumuşayana kadar yaklaşık 1½ saat pişirin. Tuz ve karabiberle tatlandırıp süzün ve servis yapın.

Portakallı Kızarmış Ördek

4 kişilik

1 ördek

2 diş sarımsak, yarıya

45 ml/3 yemek kaşığı yer fıstığı (fıstık) yağı

1 soğan

1 portakal

120 ml/4 fl oz/½ fincan pirinç şarabı veya kuru şeri

2 dilim zencefil kökü, kıyılmış

5 ml/1 çay kaşığı tuz

Sarımsakları ördeğin içini ve dışını ovun, ardından yağ ile fırçalayın. Soyulmuş soğanı bir çatalla delin, onu ve soyulmamış portakalı ördek oyuğuna yerleştirin ve bir şiş ile kapatın. Ördeği biraz sıcak suyla doldurulmuş bir kızartma kabının üzerine bir rafın üzerine koyun ve önceden ısıtılmış 160 °C/325 °F/gaz işareti 3'te yaklaşık 2 saat kızartın. Sıvıları atın ve ördeği kızartma kabına geri koyun. Şarap veya şeri üzerine dökün ve zencefil ve tuz serpin. 30 dakika daha fırına dönün. Soğanı ve portakalı atın ve ördeği servis parçalarına kesin. Tava sularını servis için ördeğin üzerine dökün.

Armut ve Kestaneli Ördek

4 kişilik

225 g/8 oz kestane, kabuklu

1 ördek

45 ml/3 yemek kaşığı yer fıstığı (fıstık) yağı

250 ml/8 fl oz/1 su bardağı tavuk suyu

45 ml/3 yemek kaşığı soya sosu

15 ml/1 yemek kaşığı pirinç şarabı veya kuru şeri

5 ml/1 çay kaşığı tuz

1 dilim zencefil kökü, kıyılmış

1 büyük armut, soyulmuş ve kalın dilimlenmiş

15 ml/1 yemek kaşığı şeker

Kestaneleri 15 dakika haşladıktan sonra süzün. Ördeği 5 cm/2 parçalar halinde doğrayın. Yağı ısıtın ve tavuğu her taraftan hafifçe kızarana kadar kızartın. Fazla yağı boşaltın, ardından et suyu, soya sosu, şarap veya şeri, tuz ve zencefil ekleyin. Kaynatın, örtün ve ara sıra karıştırarak 25 dakika pişirin. Kestaneleri ekleyip kapağını kapatın ve 15 dakika daha pişirin.

Armutları şekerle serpin, tavaya ekleyin ve iyice ısınana kadar yaklaşık 5 dakika pişirin.

Pekin ördeği

Servis 6

1 ördek

250 ml/8 fl oz/1 su bardağı su

120 ml/4 fl oz/½ su bardağı bal

120 ml/4 fl oz/½ su bardağı susam yağı

Pankekler için:

250 ml/8 fl oz/1 su bardağı su

225 g/8 oz/2 su bardağı sade (çok amaçlı) un

kızartmak için yerfıstığı (fıstık) yağı

Dipler için:

120 ml/4 fl oz/½ fincan kuru üzüm sosu

30 ml/2 yemek kaşığı esmer şeker

30 ml/2 yemek kaşığı soya sosu

5 ml/1 çay kaşığı susam yağı

6 adet taze soğan (yeşil soğan), uzunlamasına dilimlenmiş

1 salatalık, şeritler halinde kesilmiş

Ördek derisi bozulmadan bütün olmalıdır. Boynu iple sıkıca bağlayın ve alt açıklığı dikin veya şişleyin. Boynun yanında küçük bir yarık açın, bir pipet sokun ve şişinceye kadar derinin altına hava üfleyin. Ördeği bir leğenin üzerine asın ve 1 saat bekletin.

Bir tencere suyu kaynatın, ördeği yerleştirin ve 1 dakika kaynatın, ardından çıkarın ve iyice kurulayın. Suyu kaynatın ve balı karıştırın. Karışımı doyuncaya kadar ördek derisinin üzerine sürün. Ördeği, derisi sertleşene kadar yaklaşık 8 saat boyunca serin ve havadar bir yerde bir leğenin üzerine asın.

Ördeği askıya alın veya bir kızartma kabının üzerine bir rafa koyun ve önceden ısıtılmış 180°C/350°F/gaz işareti 4 fırında yaklaşık 1½ saat susam yağıyla yağlayarak kızartın.

Krep yapmak için suyu kaynatın ve ardından unu yavaş yavaş ekleyin. Hamur yumuşayana kadar hafifçe yoğurun, nemli bir bezle örtün ve 15 dakika bekletin. Unlanmış bir zeminde açın ve uzun bir silindir şekli verin. 2.5 cm/1 dilimler halinde kesin, ardından yaklaşık 5 mm/¼ kalınlığa kadar düzleştirin ve üstlerine yağ sürün. Yağlı yüzeyler birbirine değecek şekilde çiftler halinde istifleyin ve dış kısımları hafifçe un ile tozlayın. Çiftleri yaklaşık 10 cm/4 inç genişliğinde açın ve hafifçe kızarana kadar her iki tarafta yaklaşık 1 dakika çiftler halinde pişirin. Servise hazır olana kadar ayırın ve istifleyin.

Hoisin sosunun yarısını şekerle karıştırarak ve kalan hoisin sosunu soya sosu ve susam yağı ile karıştırarak dip sosları hazırlayın.

Ördeği fırından çıkarın, derisini kesin ve kareler halinde kesin ve eti küp şeklinde kesin. Ayrı tabaklarda düzenleyin ve krep, dip sos ve eşliklerle servis yapın.

Ananaslı Kızarmış Ördek

4 kişilik

1 ördek
400 g/14 oz konserve ananas parçaları şurup içinde
45 ml/3 yemek kaşığı soya sosu
5 ml/1 çay kaşığı tuz
bir tutam taze çekilmiş biber

Ördeği kalın tabanlı bir tavaya koyun, sadece suyla kaplayın, kaynatın, ardından örtün ve 1 saat pişirin. Ananas şurubunu soya sosu, tuz ve karabiberle birlikte tencereye boşaltın, örtün ve 30 dakika daha pişirin. Ananas parçalarını ekleyin ve ördek yumuşayana kadar 15 dakika daha pişirin.

Ananaslı Tavada Kızarmış Ördek

4 kişilik

1 ördek

45 ml/3 yemek kaşığı mısır unu (mısır nişastası)

45 ml/3 yemek kaşığı soya sosu

şurup içinde 225 g/8 oz konserve ananas

45 ml/3 yemek kaşığı yer fıstığı (fıstık) yağı

2 dilim zencefil kökü, şeritler halinde kesilmiş

15 ml/1 yemek kaşığı pirinç şarabı veya kuru şeri

5 ml/1 çay kaşığı tuz

Eti kemikten ayırın ve parçalara ayırın. Soya sosunu 30 ml/2 yemek kaşığı mısır unu ile karıştırın ve iyice kaplanana kadar ördeğe karıştırın. Ara sıra karıştırarak 1 saat bekletin. Ananas ve şurubu ezin ve bir tavada hafifçe ısıtın. Kalan mısır ununu biraz su ile karıştırın, tavada karıştırın ve sos koyulaşana kadar karıştırarak pişirin. Sıcak tutun. Yağı ısıtın ve zencefili hafifçe kızarana kadar kızartın, ardından zencefili atın. Ördeği ekleyin ve her tarafı hafifçe kızarana kadar kızartın. Şarap veya şeri ve tuzu ekleyin ve ördek pişene kadar birkaç dakika daha karıştırın. Ördeği ısıtılmış bir servis tabağına alın, sosu üzerine dökün ve hemen servis yapın.

Ananas ve Zencefilli Ördek

4 kişilik

1 ördek

Şurup içinde 100 g/4 oz korunmuş zencefil

200 g/7 oz konserve ananas parçaları şurup içinde

5 ml/1 çay kaşığı tuz

15 ml/1 yemek kaşığı mısır unu (mısır nişastası)

30 ml/2 yemek kaşığı su

Ördeği ısıya dayanıklı bir kaba koyun ve su dolu bir tavada kabın kenarlarından üçte ikisi yukarı gelecek şekilde bekletin. Kaynatın, örtün ve ördek yumuşayana kadar yaklaşık 2 saat pişirin. Ördeği çıkarın ve hafifçe soğumaya bırakın. Deriyi ve kemiği çıkarın ve ördeği parçalara ayırın. Servis tabağına alıp sıcak tutun.

Zencefil ve ananasın şurubunu bir tencereye boşaltın, tuzu, mısır ununu ve suyu ekleyin. Kaynatın, karıştırın ve sos berraklaşıp kalınlaşana kadar karıştırarak birkaç dakika pişirin. Zencefil ve ananası ekleyin, karıştırın ve servis yapmak için ördeğin üzerine dökün.

Ananas ve Lychees ile Ördek

4 kişilik

4 ördek göğsü

15 ml/1 yemek kaşığı soya sosu

1 diş yıldız anason

1 dilim zencefil kökü

derin kızartma için yerfıstığı (fıstık) yağı

90 ml/6 yemek kaşığı şarap sirkesi

100 gr/4 oz/½ fincan esmer şeker

250 ml/8 fl oz/½ su bardağı tavuk suyu

15 ml/1 yemek kaşığı domates ketçap (kedi)

200 g/7 oz konserve ananas parçaları şurup içinde

15 ml/1 yemek kaşığı mısır unu (mısır nişastası)

6 konserve liçi

6 maraschino kirazı

Ördekler, soya sosu, anason ve zencefili bir tencereye koyun ve üzerini soğuk suyla örtün. Kaynatın, süzün, sonra örtün ve ördek pişene kadar yaklaşık 45 dakika pişirin. Boşaltın ve kurulayın. Kızgın yağda çıtır çıtır olana kadar kızartın.

Bu arada şarap sirkesi, şeker, et suyu, domates ketçapı ve 30 ml/2 yemek kaşığı ananas şurubunu bir tavada karıştırarak kaynatın ve koyulaşana kadar yaklaşık 5 dakika pişirin. Servis için ördeğin üzerine dökmeden önce meyveyi karıştırın ve ısıtın.

Domuz Eti ve Kestaneli Ördek

4 kişilik

6 adet kurutulmuş Çin mantarı

1 ördek

225 g/8 oz kestane, kabuklu

225 g/8 oz yağsız domuz eti, küp doğranmış

3 taze soğan (yeşil soğan), doğranmış

1 dilim zencefil kökü, kıyılmış

250 ml/8 fl oz/1 su bardağı soya sosu

900 ml/1½ puan/3¾ su bardağı su

Mantarları 30 dakika ılık suda bekletin ve süzün. Sapları atın ve kapakları dilimleyin. Geri kalan tüm malzemelerle birlikte büyük bir tencereye koyun, kaynatın, örtün ve ördek pişene kadar yaklaşık 1½ saat pişirin.

Patatesli ördek

4 kişilik

75 ml/5 yemek kaşığı yerfıstığı (fıstık) yağı

1 ördek

3 diş sarımsak, ezilmiş

30 ml/2 yemek kaşığı siyah fasulye sosu

10 ml/2 çay kaşığı tuz

1,2 l/2 puan/5 su bardağı su

2 pırasa, kalın dilimlenmiş

15 ml/1 yemek kaşığı şeker

45 ml/3 yemek kaşığı soya sosu

60 ml/4 yemek kaşığı pirinç şarabı veya kuru şeri

1 diş yıldız anason

900 g/2 lb patates, kalın dilimlenmiş

½ baş Çin yaprağı

15 ml/1 yemek kaşığı mısır unu (mısır nişastası)

30 ml/2 yemek kaşığı su

dal düz yaprak maydanoz

60 ml/4 yemek kaşığı yağı ısıtın ve ördeği her tarafı kızarana kadar kızartın. Boyun ucunu bağlayın veya dikin ve ördeği boynu aşağı bakacak şekilde derin bir kapta bekletin. Kalan yağı ısıtın ve sarımsağı hafifçe kızarana kadar kızartın. Siyah fasulye sosu

ve tuzu ekleyin ve 1 dakika kızartın. Su, pırasa, şeker, soya sosu, şarap veya şeri ve yıldız anasonu ekleyin ve kaynatın. 120 ml/8 fl oz/1 su bardağı karışımı ördek boşluğuna dökün ve sabitlemek için bağlayın veya dikin. Kalan karışımı tavada kaynama noktasına getirin. Ördek ve patatesleri ekleyin, örtün ve ördekleri bir kez çevirerek 40 dakika pişirin. Çin yapraklarını servis tabağına alın. Ördeği tavadan çıkarın, 5 cm/2'lik parçalar halinde doğrayın ve patateslerle birlikte servis tabağına alın. Mısır ununu suyla bir macun haline getirin, tavada karıştırın ve sos kalınlaşana kadar karıştırarak pişirin.

Kırmızı Pişmiş Ördek

4 kişilik

1 ördek

4 taze soğan (yeşil soğan), parçalar halinde kesilmiş

2 dilim zencefil kökü, şeritler halinde kesilmiş

90 ml/6 yemek kaşığı soya sosu

45 ml/3 yemek kaşığı pirinç şarabı veya kuru şeri

10 ml/2 çay kaşığı tuz

10 ml/2 tatlı kaşığı şeker

Ördeği ağır bir tencereye koyun, sadece suyla kaplayın ve kaynatın. Taze soğan, zencefil, şarap veya şeri ve tuzu ekleyin, örtün ve yaklaşık 1 saat pişirin. Şekeri ekleyin ve ördek yumuşayana kadar 45 dakika daha pişirin. Ördeği servis tabağına alın ve soslu veya sossuz sıcak veya soğuk servis yapın.

Pirinç Şarap Kızarmış Ördek

4 kişilik

1 ördek

500 ml/14 fl oz/1¾ su bardağı pirinç şarabı veya kuru şeri

5 ml/1 çay kaşığı tuz

45 ml/3 yemek kaşığı soya sosu

Ördeği şeri ve tuzla birlikte kalın tabanlı bir tencereye koyun, kaynatın, örtün ve 20 dakika pişirin. Ördeği boşaltın, sıvıyı saklayın ve soya sosuyla ovalayın. Biraz sıcak su ile doldurulmuş bir kızartma kabındaki bir rafa koyun ve önceden ısıtılmış 180°C/350°F/gaz işareti 4'te yaklaşık 1 saat boyunca, ayrılmış şarap sıvısı ile düzenli olarak teyelleyerek kızartın.

Pirinç Şarabı ile Buğulanmış Ördek

4 kişilik

1 ördek

4 taze soğan (yeşil soğan), yarıya

1 dilim zencefil kökü, doğranmış

250 ml/8 fl oz/1 su bardağı pirinç şarabı veya kuru şeri

30 ml/2 yemek kaşığı soya sosu

bir tutam tuz

Ördeği kaynar suda 5 dakika haşladıktan sonra süzün. Kalan malzemelerle birlikte ısıya dayanıklı bir kaba koyun. Kaseyi, suyla dolu bir tencereye, kasenin kenarlarının üçte ikisi gelecek şekilde yerleştirin. Kaynatın, örtün ve ördek yumuşayana kadar yaklaşık 2 saat pişirin. Servis yapmadan önce taze soğanları ve zencefili atın.

lezzetli ördek

4 kişilik

45 ml/3 yemek kaşığı yer fıstığı (fıstık) yağı

4 ördek göğsü

3 taze soğan (yeşil soğan), dilimlenmiş

2 diş sarımsak, ezilmiş

1 dilim zencefil kökü, doğranmış

250 ml/8 fl oz/1 su bardağı soya sosu

30 ml/2 yemek kaşığı pirinç şarabı veya kuru şeri

30 ml/2 yemek kaşığı esmer şeker

5 ml/1 çay kaşığı tuz

450 ml/¾ pt/2 su bardağı su

15 ml/1 yemek kaşığı mısır unu (mısır nişastası)

Yağı ısıtın ve ördek göğüslerini altın kahverengi olana kadar kızartın. Taze soğan, sarımsak ve zencefili ekleyin ve 2 dakika kızartın. Soya sosu, şarap veya şeri, şeker ve tuzu ekleyin ve iyice karıştırın. Suyu ekleyin, kaynatın, örtün ve etler yumuşayana kadar yaklaşık 1½ saat pişirin. Mısır ununu biraz su ile karıştırdıktan sonra tencereye ilave edin ve sos koyulaşana kadar karıştırarak pişirin.

Yeşil Fasulyeli Tuzlu Ördek

4 kişilik

45 ml/3 yemek kaşığı yer fıstığı (fıstık) yağı

4 ördek göğsü

3 taze soğan (yeşil soğan), dilimlenmiş

2 diş sarımsak, ezilmiş

1 dilim zencefil kökü, doğranmış

250 ml/8 fl oz/1 su bardağı soya sosu

30 ml/2 yemek kaşığı pirinç şarabı veya kuru şeri

30 ml/2 yemek kaşığı esmer şeker

5 ml/1 çay kaşığı tuz

450 ml/¾ pt/2 su bardağı su

225 gr/8 oz yeşil fasulye

15 ml/1 yemek kaşığı mısır unu (mısır nişastası)

Yağı ısıtın ve ördek göğüslerini altın kahverengi olana kadar kızartın. Taze soğan, sarımsak ve zencefili ekleyin ve 2 dakika kızartın. Soya sosu, şarap veya şeri, şeker ve tuzu ekleyin ve iyice karıştırın. Suyu ekleyin, kaynatın, örtün ve yaklaşık 45 dakika pişirin. Fasulyeleri ekleyin, örtün ve 20 dakika daha pişirin. Mısır ununu biraz su ile karıştırdıktan sonra tencereye ilave edin ve sos koyulaşana kadar karıştırarak pişirin.

Yavaş Pişmiş Ördek

4 kişilik

1 ördek

50 gr/2 oz/½ su bardağı mısır unu (mısır nişastası)

kızartmak için sıvı yağ

2 diş sarımsak, ezilmiş

30 ml/2 yemek kaşığı pirinç şarabı veya kuru şeri

30 ml/2 yemek kaşığı soya sosu

5 ml/1 çay kaşığı rendelenmiş zencefil kökü

750 ml/1¼ puan/3 su bardağı tavuk suyu

4 adet kurutulmuş Çin mantarı

225 g/8 oz bambu filizleri, dilimlenmiş

225 gr/8 oz su kestanesi, dilimlenmiş

10 ml/2 tatlı kaşığı şeker

bir tutam biber

5 adet taze soğan (yeşil soğan), dilimlenmiş

Ördeği porsiyon büyüklüğünde parçalar halinde kesin. 30 ml/2 yemek kaşığı mısır unu ayırın ve ördeği kalan mısır unuyla kaplayın. Fazlalığı tozdan arındırın. Yağı ısıtın ve sarımsakları hafifçe kızarana kadar kızartın. Tavadan çıkarın ve mutfak kağıdına boşaltın. Ördeği büyük bir tencereye koyun. Şarap veya şeri, 15 ml/1 yemek kaşığı soya sosu ve zencefili karıştırın.

Tavaya ekleyin ve 2 dakika yüksek ateşte pişirin. Et suyunun yarısını ekleyin, kaynatın, örtün ve ördek yumuşayana kadar yaklaşık 1 saat pişirin.

Bu arada mantarları 30 dakika ılık suda bekletin ve süzün. Sapları atın ve kapakları dilimleyin. Mantarları, bambu filizlerini ve su kestanelerini ördeğe ekleyin ve sık sık karıştırarak 5 dakika pişirin. Sıvıdaki yağları sıyırın. Kalan et suyu, mısır unu ve soya sosunu şeker ve biberle karıştırın ve tavaya karıştırın. Kaynatın, karıştırın, ardından sos kalınlaşana kadar yaklaşık 5 dakika pişirin. Isıtılmış bir servis kasesine aktarın ve taze soğanla süsleyerek servis yapın.

Tavada Kızarmış Ördek

4 kişilik

1 yumurta beyazı, hafifçe dövülmüş

20 ml/1½ yemek kaşığı mısır unu (mısır nişastası)

tuz

450 g/1 lb ördek göğsü, ince dilimlenmiş

45 ml/3 yemek kaşığı yer fıstığı (fıstık) yağı

2 taze soğan (yeşil soğan), şeritler halinde kesilmiş

1 yeşil biber, şeritler halinde kesilmiş

5 ml/1 çay kaşığı pirinç şarabı veya kuru şeri

75 ml/5 yemek kaşığı tavuk suyu

2.5 ml/½ çay kaşığı şeker

Yumurta akını 15 ml/1 yemek kaşığı mısır unu ve bir tutam tuz ile çırpın. Dilimlenmiş ördeği ekleyin ve ördek kaplanana kadar karıştırın. Yağı ısıtın ve ördeği kızarana ve altın rengi alana kadar kızartın. Ördeği tavadan çıkarın ve yağın 30 ml/2 yemek kaşığı hariç hepsini boşaltın. Taze soğan ve biberi ekleyip 3 dakika karıştırarak kavurun. Şarap veya şeri, et suyu ve şekeri ekleyin ve kaynatın. Kalan mısır ununu biraz suyla karıştırın, sosa karıştırın ve sos kalınlaşana kadar karıştırarak pişirin. Ördeği karıştırın, ısıtın ve servis yapın.

Tatlı Patatesli Ördek

4 kişilik

1 ördek

250 ml/8 fl oz/1 su bardağı yerfıstığı (fıstık) yağı

225 g/8 oz tatlı patates, soyulmuş ve küp doğranmış

2 diş sarımsak, ezilmiş

1 dilim zencefil kökü, kıyılmış

2.5 ml/½ çay kaşığı tarçın

2.5 ml/½ çay kaşığı öğütülmüş karanfil

bir tutam öğütülmüş anason

5 ml/1 tatlı kaşığı şeker

15 ml/1 yemek kaşığı soya sosu

250 ml/8 fl oz/1 su bardağı tavuk suyu

15 ml/1 yemek kaşığı mısır unu (mısır nişastası)

30 ml/2 yemek kaşığı su

Ördeği 5 cm/2 parçalar halinde doğrayın. Yağı ısıtın ve patatesleri altın kahverengi olana kadar kızartın. Bunları tavadan çıkarın ve 30 ml/2 yemek kaşığı yağ hariç hepsini boşaltın. Sarımsak ve zencefili ekleyin ve 30 saniye karıştırarak kızartın. Ördeği ekleyin ve her tarafı hafifçe kızarana kadar kızartın. Baharatları, şekeri, soya sosunu ve et suyunu ekleyip kaynatın. Patatesleri ekleyin, örtün ve ördek yumuşayana kadar yaklaşık 20 dakika pişirin. Mısır ununu suyla bir macun haline getirin, ardından tavaya karıştırın ve sos kalınlaşana kadar karıştırarak pişirin.

Tatlı ve Ekşi Ördek

4 kişilik

1 ördek

1,2 l/2 puan/5 su bardağı tavuk suyu

2 soğan

2 havuç

2 diş sarımsak, dilimlenmiş

15 ml/1 yemek kaşığı dekapaj baharatı

10 ml/2 çay kaşığı tuz

10 ml/2 çay kaşığı yerfıstığı (fıstık) yağı

6 taze soğan (yeşil soğan), doğranmış

1 mango, soyulmuş ve küp doğranmış

12 liçi, yarıya

15 ml/1 yemek kaşığı mısır unu (mısır nişastası)

15 ml/1 yemek kaşığı şarap sirkesi

10 ml/2 tatlı kaşığı domates püresi (salça)

15 ml/1 yemek kaşığı soya sosu

5 ml/1 çay kaşığı beş baharat tozu

300 ml/½ pt/1¼ su bardağı tavuk suyu

Ördeği et suyu, soğan, havuç, sarımsak, dekapaj baharatı ve tuz içeren bir tencerenin üzerine buhar sepetine yerleştirin. Örtün ve 2½ saat buharlayın. Ördeği soğutun, örtün ve 6 saat soğutun. Eti kemiklerinden ayırın ve küpler halinde kesin. Yağı ısıtın ve ördek ve taze soğanları gevrekleşinceye kadar kızartın. Kalan malzemeleri karıştırın, kaynatın ve sos kalınlaşana kadar karıştırarak 2 dakika pişirin.

mandalina ördek

4 kişilik

1 ördek

60 ml/4 yemek kaşığı yerfıstığı (fıstık) yağı

1 adet kurutulmuş mandalina kabuğu

900 ml/1½ puan/3¾ su bardağı tavuk suyu

5 ml/1 çay kaşığı tuz

Ördeği 2 saat kuruması için asın. Yağın yarısını ısıtın ve tavuğu hafifçe kızarana kadar kızartın. Isıya dayanıklı büyük bir kaba aktarın. Kalan yağı ısıtın ve mandalina kabuğunu 2 dakika kızartın ve ördeğin içine koyun. Stoku ördeğin üzerine dökün ve tuzlayın. Kaseyi bir vapurdaki rafa koyun, örtün ve ördek yumuşayana kadar yaklaşık 2 saat buharda pişirin.

Sebzeli Ördek

4 kişilik

1 büyük ördek, 16 parçaya bölünmüş

tuz

300 ml/½ pt/1¼ su bardağı su

300 ml/½ pt/1¼ bardak sek beyaz şarap

120 ml/4 fl oz/½ su bardağı şarap sirkesi

45 ml/3 yemek kaşığı soya sosu

30 ml/2 yemek kaşığı erik sosu

30 ml/2 yemek kaşığı hoisin sosu

5 ml/1 çay kaşığı beş baharat tozu

6 taze soğan (yeşil soğan), doğranmış

2 havuç, doğranmış

5 cm/2 beyaz turp, doğranmış

50 gr/2 oz Çin lahanası, doğranmış

taze kara biber

5 ml/1 tatlı kaşığı şeker

Ördek parçalarını bir kaseye koyun, tuz serpin ve suyu ve şarabı ekleyin. Şarap sirkesi, soya sosu, erik sosu, kuru üzüm sosu ve beş baharat tozu ekleyin, kaynatın, örtün ve yaklaşık 1 saat pişirin. Sebzeleri tavaya ekleyin, kapağı çıkarın ve 10 dakika daha pişirin. Tuz, karabiber ve şekerle tatlandırıp soğumaya bırakın. Gece boyunca örtün ve soğutun. Herhangi bir yağı alın ve sonra ördeği sosun içinde 20 dakika tekrar ısıtın.

Sebzeli Tavada Kızarmış Ördek

4 kişilik

4 adet kurutulmuş Çin mantarı

1 ördek

10 ml/2 çay kaşığı mısır unu (mısır nişastası)

15 ml/1 yemek kaşığı soya sosu

45 ml/3 yemek kaşığı yer fıstığı (fıstık) yağı

100 g/4 oz bambu filizi, şeritler halinde kesilmiş

50 gr/2 oz kestane, şeritler halinde kesilmiş

120 ml/4 fl oz/½ su bardağı tavuk suyu

15 ml/1 yemek kaşığı pirinç şarabı veya kuru şeri

5 ml/1 çay kaşığı tuz

Mantarları 30 dakika ılık suda bekletin ve süzün. Sapları atın ve kapakları doğrayın. Eti kemiklerinden ayırın ve parçalara ayırın. Mısır unu ve soya sosunu karıştırın, ördek etine ekleyin ve 1 saat bekletin. Yağı ısıtın ve tavuğu her taraftan hafifçe kızarana kadar kızartın. Tavadan çıkarın. Mantarları, bambu filizlerini ve kestaneleri tavaya ekleyin ve 3 dakika karıştırarak kızartın. Stok, şarap veya şeri ve tuzu ekleyin, kaynatın ve 3 dakika pişirin. Ördeği tekrar tavaya alın, örtün ve ördek yumuşayana kadar 10 dakika daha pişirin.

Beyaz Pişmiş Ördek

4 kişilik

1 dilim zencefil kökü, doğranmış

250 ml/8 fl oz/1 su bardağı pirinç şarabı veya kuru şeri

tuz ve taze çekilmiş karabiber

1 ördek

3 taze soğan (yeşil soğan), doğranmış

5 ml/1 çay kaşığı tuz

100 g/4 oz bambu filizi, dilimlenmiş

100 gr/4 oz füme jambon, dilimlenmiş

Zencefil, 15 ml/1 yemek kaşığı şarap veya şeri, biraz tuz ve karabiberi karıştırın. Ördek üzerine sürün ve 1 saat bekletin. Kuşu marine soslu kalın tabanlı bir tencereye koyun ve taze soğanları ve tuzu ekleyin. Ördeklerin üzerini geçecek kadar soğuk su ekleyin, kaynatın, örtün ve ördek yumuşayana kadar yaklaşık 2 saat pişirin. Bambu filizlerini ve jambonu ekleyin ve 10 dakika daha pişirin.

Şaraplı ördek

4 kişilik

1 ördek

15 ml/1 yemek kaşığı sarı fasulye sosu

1 soğan, dilimlenmiş

1 şişe kuru beyaz şarap

Sarı fasulye sosuyla ördeğin içini ve dışını ovun. Soğanı
boşluğun içine yerleştirin. Şarabı büyük bir tavada kaynatın,
ördeği ekleyin, tekrar kaynatın, kapağını kapatın ve ördek
yumuşayana kadar yaklaşık 3 saat kadar kısık ateşte pişirin.
Süzüp dilimleyerek servis yapın.

Şarap Buharlı Ördek

4 kişilik

1 ördek

kereviz tuzu

200 ml/7 fl oz/az 1 bardak pirinç şarabı veya kuru şeri

30 ml/2 yemek kaşığı kıyılmış taze maydanoz

Ördeğin içini ve dışını kereviz tuzuyla ovun ve ardından fırına dayanıklı derin bir kaba koyun. Şarabı içeren fırına dayanıklı bir bardağı ördeğin boşluğuna yerleştirin. Çanağı bir buharlı pişiricideki rafa koyun, örtün ve ördek yumuşayana kadar yaklaşık 2 saat kaynar su üzerinde buharda pişirin.

kızarmış sülün

4 kişilik

900 g/2 lb sülün

30 ml/2 yemek kaşığı soya sosu

4 yumurta, çırpılmış

120 ml/4 fl oz/½ su bardağı yerfıstığı (fıstık) yağı

Sülün kemiğini kesin ve eti dilimleyin. Soya sosuyla karıştırın ve 30 dakika bekletin. Sülünleri süzdükten sonra yumurtalara batırın. Yağı ısıtın ve sülünleri altın kahverengi olana kadar hızlı bir şekilde kızartın. Servis yapmadan önce iyice süzün.

Bademli Sülün

4 kişilik

45 ml/3 yemek kaşığı yer fıstığı (fıstık) yağı

2 taze soğan (yeşil soğan), doğranmış

1 dilim zencefil kökü, kıyılmış

225 g/8 oz sülün, çok ince dilimlenmiş

50 gr/2 oz jambon, rendelenmiş

30 ml/2 yemek kaşığı soya sosu

30 ml/2 yemek kaşığı pirinç şarabı veya kuru şeri

5 ml/1 tatlı kaşığı şeker

5 ml/1 çay kaşığı taze çekilmiş karabiber

2.5 ml/½ çay kaşığı tuz

100 gr/4 oz/1 su bardağı kuşbaşı badem

Yağı ısıtın ve taze soğanları ve zencefili hafifçe kızarana kadar kızartın. Sülün ve jambonu ekleyin ve neredeyse pişene kadar 5 dakika karıştırarak kızartın. Soya sosu, şarap veya şeri, şeker, biber ve tuzu ekleyin ve 2 dakika karıştırarak kızartın. Bademleri ekleyin ve malzemeler iyice karışana kadar 1 dakika karıştırın.

Kurutulmuş Mantarlı Geyik Eti

4 kişilik

8 adet kurutulmuş Çin mantarı

450 g/1 lb geyik eti filetosu, şeritler halinde kesilmiş

15 ml/1 yemek kaşığı ardıç meyveleri, öğütülmüş

15 ml/1 yemek kaşığı susam yağı

30 ml/2 yemek kaşığı soya sosu

30 ml/2 yemek kaşığı hoisin sosu

5 ml/1 çay kaşığı beş baharat tozu

30 ml/2 yemek kaşığı yerfıstığı (fıstık) yağı

6 taze soğan (yeşil soğan), doğranmış

30 ml/2 yemek kaşığı bal

30 ml/2 yemek kaşığı şarap sirkesi

Mantarları 30 dakika ılık suda bekletin ve süzün. Sapları atın ve kapakları dilimleyin. Geyik eti bir kaseye koyun. Ardıç meyveleri, susam yağı, soya sosu, kuru üzüm sosu ve beş baharat tozunu karıştırın, geyik etinin üzerine dökün ve ara sıra karıştırarak en az 3 saat marine edin. Yağı ısıtın ve eti pişene kadar 8 dakika kızartın. Tavadan çıkarın. Tavaya taze soğanları ve mantarları ekleyin ve 3 dakika karıştırarak kızartın. Eti bal ve şarap sirkesi ile tavaya geri koyun ve karıştırarak ısıtın.

Tuzlu Yumurta

6 yapar

1,2 l/2 puan/5 su bardağı su
100 gr/4 oz kaya tuzu
6 ördek yumurtası

Suyu tuzla birlikte kaynatın ve tuz eriyene kadar karıştırın. soğumaya bırakın. Tuzlu suyu büyük bir kavanoza dökün, yumurtaları ekleyin, örtün ve 1 ay bekletin. Pirinçle buharda pişirmeden önce yumurtaları sert kaynatın.

soya yumurtası

4 kişilik

4 yumurta

120 ml/4 fl oz/½ fincan soya sosu

120 ml/4 fl oz/½ su bardağı su

50 gr/2 oz/¼ fincan esmer şeker

½ baş marul, doğranmış

2 domates, dilimlenmiş

Yumurtaları bir tencereye koyun, soğuk suyla kaplayın, kaynatın ve 10 dakika kaynatın. Akan suyun altında süzün ve soğutun.

Yumurtaları tekrar tavaya alın ve soya sosu, su ve şekeri ekleyin. Kaynatın, örtün ve 1 saat pişirin. Salatayı servis tabağına dizin. Yumurtaları dörde bölün ve marulun üzerine yerleştirin. Domateslerle süsleyerek servis yapın.

Çay Yumurtaları

4-6 kişilik

6 yumurta

10 ml/2 çay kaşığı tuz

3 Çin çay poşeti

45 ml/3 yemek kaşığı soya sosu

1 karanfil yıldız anason, parçalanmış

Yumurtaları bir tencereye koyun, soğuk suyla kaplayın, ardından yavaş kaynatın ve 15 dakika pişirin. Ocaktan alın ve yumurtaları soğuyana kadar soğuk suya koyun. 5 dakika beklemeye bırakın. Yumurtaları tavadan çıkarın ve kabukları hafifçe kırın ama çıkarmayın. Yumurtaları tavaya geri koyun ve soğuk suyla kaplayın. Kalan malzemeleri ekleyin, kaynatın ve 1½ saat pişirin. Soğutun ve kabuğu çıkarın.

Kremalı Yumurta

4 kişilik

4 yumurta, çırpılmış

375 ml/13 fl oz/1½ su bardağı tavuk suyu

2.5 ml/½ çay kaşığı tuz

1 taze soğan (yeşil soğan), kıyılmış

100 gr/4 oz soyulmuş karides, kabaca doğranmış

15 ml/1 yemek kaşığı soya sosu

15 ml/1 yemek kaşığı yerfıstığı (fıstık) yağı

Yağ hariç tüm malzemeleri derin bir kapta karıştırın ve kaseyi 2,5 cm/1 su dolu bir kızartma kabına koyun. Örtün ve 15 dakika buharlayın. Yağı ısıtın ve muhallebinin üzerine dökün. Örtün ve 15 dakika daha buharlayın.

Buğulanmış Yumurta

4 kişilik

250 ml/8 fl oz/1 su bardağı tavuk suyu

4 yumurta, hafifçe dövülmüş

15 ml/1 yemek kaşığı pirinç şarabı veya kuru şeri

5 ml/1 çay kaşığı yerfıstığı (fıstık) yağı

2.5 ml/½ çay kaşığı tuz

2.5 ml/½ çay kaşığı şeker

2 taze soğan (yeşil soğan), doğranmış

15 ml/1 yemek kaşığı soya sosu

Yumurtaları şarap veya şeri, yağ, tuz, şeker ve taze soğan ile hafifçe çırpın. Stoku ısıtın, ardından yumurta karışımına yavaşça karıştırın ve fırına dayanıklı sığ bir kaba dökün. Çanağı bir buharlı pişiricideki rafa yerleştirin, örtün ve karışım kalın muhallebi kıvamına gelene kadar hafifçe kaynayan su üzerinde yaklaşık 30 dakika buharda pişirin. Servis yapmadan önce soya sosu serpin.

CPSIA information can be obtained
at www.ICGtesting.com
Printed in the USA
BVHW031459080822
644064BV00015B/431